María del Pilar Díaz Martínez

Princípios básicos do fisioterapeuta no agulhamento seco

María del Pilar Díaz Martínez

Princípios básicos do fisioterapeuta no agulhamento seco

Fundamentos essenciais para a aplicação eficaz do agulhamento seco

ScienciaScripts

Imprint

Cover image: www.ingimage.com

This book is a translation from the original published under ISBN 978-613-9-44232-4.

Publisher:
Sciencia Scripts
is a trademark of
Dodo Books Indian Ocean Ltd. and OmniScriptum S.R.L publishing group

120 High Road, East Finchley, London, N2 9ED, United Kingdom
Str. Armeneasca 28/1, office 1, Chisinau MD-2012, Republic of Moldova, Europe
Managing Directors: Ieva Konstantinova, Victoria Ursu
info@omniscriptum.com

Printed at: see last page
ISBN: 978-620-8-60908-5

ÍNDICE

1. INTRODUÇÃO AOS PONTOS-GATILHO (PG)

1.1. História e definição dos pontos de gatilho (TP).

A compreensão da dor músculo-esquelética tem avançado significativamente, centrando-se na identificação de fontes e causas específicas, como a neuropática, a disfunção articular, as causas musculares e a modulação da dor pelo sistema nervoso central. A história da dor muscular foi extensamente revista durante o século XX e recentemente actualizada, destacando as publicações que sustentam a nossa atual compreensão da dor miofascial do ponto de gatilho (TP).

No século XIX, Froriep descreveu "Muskel Sch wiele" como durezas dolorosas e palpáveis nos músculos, enquanto Adler, na América, utilizou o termo "reumatismo muscular" e introduziu o conceito de dor que irradia de pontos sensíveis. Em Inglaterra, Gowers, Stockman e Llewellyn Jones introduziram o termo "fibrosite", enquanto na Alemanha, Schmidt utilizou "Muskelrheumatismus". Schade, em 1919, descobriu que a rigidez muscular persistia mesmo após a morte, sugerindo que a causa não era a contração muscular ativa, e propôs o termo "Myogelosen". Durante as décadas seguintes, vários investigadores, como F. Lange e M. Lange, contribuíram para a compreensão das respostas musculares e dos PGs. Em 1937, Hans Kraus utilizou pela primeira vez um spray de cloreto de etilo para tratar os "Muskelhiirten" e, mais tarde, os PGs. Kellgren, em 1938, demonstrou padrões de dor referida através da injeção de solução salina nos músculos. Neste mesmo período, três médicos, Michael Gutstein, Michael Kelly e Janet Travell, identificaram PGs miofasciais em diferentes regiões do mundo, cada um utilizando termos de diagnóstico diferentes, mas descrevendo caraterísticas semelhantes, tais como dureza palpável, pontos de extrema sensibilidade, dor referida e alívio por massagem ou infiltração. Travell, em particular, teve uma influência duradoura com mais de 40 artigos publicados entre 1942 e 1990, e o seu "Manual of Trigger Points" publicado em 1983 e 1992, onde documentou os padrões de dor dos PGs em 32 músculos esqueléticos (1).

Estudos patológicos têm tentado identificar a causa dos PGs. Miehlke e colaboradores efectuaram um estudo exaustivo sobre a fibrosite, encontrando achados distróficos nos casos mais sintomáticos. A relação entre a fibromialgia e os PGs tem sido objeto de debate, mas em 1990, um grupo de reumatologistas estabeleceu critérios de diagnóstico para a fibromialgia, ligando-a à disfunção do sistema nervoso central. Em meados dos anos 80, A. Fischer desenvolveu um algómetro de pressão para medir a sensibilidade dos PG e os pontos hipersensíveis na fibromialgia (1).

Finalmente, estudos recentes de EMG por agulha efectuados por Hubbard e Berkoff em 1993 e experiências com coelhos efectuadas por Hong e Torigoe em 1994 confirmaram que uma área disfuncional da placa motora é a principal localização da fisiopatologia do PG. Um outro avanço foi o estudo de fiabilidade inter-examinadores realizado por Gerwin em 1994, que demonstrou uma identificação fiável dos critérios do PG miofascial em cinco músculos (1).

No que diz respeito às definições encontradas, a síndrome da dor miofascial (SDM) é uma doença caracterizada por um conjunto de sinais e sintomas sensoriais, motores e autonómicos resultantes da presença de pontos-gatilho miofasciais (PTM). Estes PTM são zonas hiperirritáveis dentro de uma faixa apertada de músculo esquelético, que se apresentam como nódulos palpáveis e são dolorosos quando pressionados, esticados ou contraídos (6). Para além da dor localizada, os PGM podem causar dor referida, disfunção motora e fenómenos autonómicos, como alterações da temperatura da pele ou sudação anormal, e têm um diâmetro entre 2 e 5 mm. Para diagnosticar a MDS, é crucial identificar todos os PGM que contribuem para os sintomas, mesmo que alguns deles não estejam clinicamente activos. A MDS pode afetar um único músculo (MDS monomuscular) ou envolver grupos musculares maiores ou regiões anatómicas (2).

O conceito de MTrPs evoluiu desde que o termo foi introduzido pelo cirurgião ortopédico A. Steindler em 1940, que observou que as infiltrações de novocaína nestes pontos aliviavam determinadas dores musculares. No entanto, a definição mais comummente utilizada para os pontos de gatilho é dada por Janet Travell e David Simons em 1992: "Um ponto de gatilho miofascial (MTrP) é um ponto muscular extremamente irritável, associado a um nódulo hipersensível palpável dentro de uma faixa apertada". Eles estiveram entre os pioneiros na investigação e publicação de MTrPs, desenvolvendo um manual que se tornou uma referência para estudos subsequentes. Historicamente, os PGM têm sido conhecidos por vários nomes, o que tem gerado confusão. No entanto, a terminologia desenvolvida por Travell e Simons tem sido amplamente aceite na comunidade científica. Estes pontos de gatilho, quando encontrados nos músculos esqueléticos, podem desencadear dor referida, hipersensibilidade e disfunção, tornando essencial um diagnóstico preciso e um tratamento adequado (3).

1.2. Importância e epidemiologia dos médicos de família.

A musculatura esquelética, o maior órgão do corpo humano e responsável por quase 50% do peso corporal, é composta por cerca de 400 músculos. Estes músculos podem desenvolver pontos de gatilho miofasciais (MTrPs) que causam dor e disfunção motora, por vezes irradiando para outras áreas. Não se pode afirmar que todos os pontos dolorosos ao toque são MTPs, para ser considerado um ponto de gatilho devemos observar outras caraterísticas que serão detalhadas mais adiante na secção sobre o diagnóstico dos pontos de gatilho. Este tipo de dor complica o diagnóstico e pode levar a um tratamento inadequado. Pelo menos 30% da população apresenta sintomas musculares, e muitos casos correspondem à síndrome miofascial (SMF), um problema comum mas subdiagnosticado, especialmente porque nem sempre apresenta alterações visíveis em exames de imagem ou análises (4).

A MFS é uma doença incapacitante, especialmente na população em idade ativa, e embora seja tratável, uma gestão eficaz requer não só o alívio da dor, mas também a correção de problemas estruturais e posturais. O diagnóstico e o tratamento corretos desta condição são cruciais para melhorar a qualidade de vida dos doentes (5). A MWS está associada a várias queixas músculo-esqueléticas, tais como dor lombar (6), dor cervical (7), dores de cabeça (8, 9) ou dor escapular (10). As

MMPs podem ser a causa primária da dor ou uma complicação secundária de outras patologias. Embora a dor miofascial não ponha em risco a vida, pode afetar gravemente a qualidade de vida.

É essencial diferenciar a SMD de outras doenças, como a fibromialgia, uma vez que, embora partilhem alguns sintomas, os seus tratamentos são diferentes. A fibromialgia, que é uma doença diferente da SMD, tem sido associada à SMD devido à semelhança de alguns dos seus sintomas. A fibromialgia caracteriza-se por um processo de sensibilização central que provoca dores generalizadas em vários tecidos, incluindo os músculos. Para fazer avançar a investigação sobre a fibromialgia e facilitar o seu diagnóstico e classificação, foram identificados 18 pontos de dor de pressão específicos, a maioria dos quais se sobrepõe aos pontos de gatilho miofasciais. Esta sobreposição, juntamente com a falta de conhecimento sobre a MDS e as dificuldades no seu diagnóstico, tem levado a confusão e a diagnósticos incorrectos. É muito comum que as pessoas com fibromialgia também tenham MDS, mas o inverso não é tão comum (11).

Os custos associados à dor miofascial são elevados e, na maior parte dos casos, evitáveis. Muitas pessoas sofrem de dores persistentes que poderiam melhorar com um diagnóstico e tratamento adequados. A incapacidade de reconhecer a natureza miofascial da dor leva a diagnósticos incorrectos, criando frustração e impedindo um tratamento eficaz. É crucial que os profissionais de saúde melhorem a sua formação e compreensão dos PGs miofasciais para reduzir o sofrimento e os custos associados à dor crónica não tratada. Além disso, o aumento da investigação e da sensibilização para esta condição pode otimizar os tratamentos e melhorar a qualidade de vida dos doentes (11).

No que diz respeito à epidemiologia, os pontos de gatilho miofasciais (PGs) são extremamente comuns e afectam uma grande percentagem da população. Num estudo realizado com 200 jovens adultos assintomáticos, verificou-se que 54% das mulheres e 45% dos homens apresentavam PGs nos músculos da cintura escapular. Para além disso, 25% destes indivíduos com PGs latentes sentiam dor referida. Num outro estudo com 269 estudantes de enfermagem, foram identificados PGs em 54% dos músculos pterigóides laterais direitos, 45% dos músculos masseteres profundos direitos, 43% da parte anterior dos músculos temporais direitos e 40% dos músculos pterigóides mediais direitos. Quanto aos músculos do pescoço, 35% do esplénio da cabeça e 33% do trapézio direito apresentavam PG. Um neurologista examinou 96 pacientes numa clínica de dor e constatou que, em 93% dos casos, pelo menos parte da dor era causada por PGs miofasciais, sendo a causa primária da dor em 74% desses pacientes. Além disso, numa clínica ortopédica, 21% dos doentes com dor músculo-esquelética tinham PGs activos no músculo piramidal (12).

Os dados mostram que os PGs miofasciais são uma fonte significativa de dor e disfunção, com prevalência variável entre diferentes estudos e populações. No entanto, estes pontos de gatilho continuam a ser subdiagnosticados devido à falta de critérios de diagnóstico claros e a uma formação insuficiente neste domínio. Isto contribui para um diagnóstico errado e para o sofrimento desnecessário dos doentes, bem como para custos económicos elevados devido à perda de produtividade e a tratamentos inadequados. Em resumo, os PGs miofasciais afectam uma percentagem significativa da população e são uma das principais causas de dor músculo-esquelética, sublinhando a necessidade de uma maior atenção ao seu diagnóstico e tratamento adequado na prática clínica (12).

1.3. Caraterísticas, tipos e mecanismo de formação de PGs.

Seguem-se as principais caraterísticas clínicas dos pontos-gatilho miofasciais (MTrPs) que os fisioterapeutas devem reconhecer para o diagnóstico da síndrome do ponto-gatilho miofascial (STM) (13):

- Tensão e banda tensa: Os músculos com um PGM sentem-se apertados à palpação, especialmente em comparação com o lado oposto saudável. Este aperto deve-se à presença de bandas apertadas no músculo afetado. A banda tensa é uma caraterística distintiva do PGM, embora possa ser difícil de identificar em músculos profundos ou com excesso de gordura.

- Ponto focal de dor: Ao palpar a banda tensa, identifica-se um ponto específico que é visivelmente doloroso, conhecido como PGM. Uma pressão moderada sobre este ponto pode provocar uma resposta dolorosa intensa, conhecida como o sinal do salto. Este sinal indica uma elevada sensibilidade no PGM, embora a sua variabilidade e subjetividade o tornem menos fiável nos estudos, sendo a algometria um instrumento mais preciso para medir o limiar da dor.
- Resposta de contração local: A resposta de contração local (REL) é observada quando o PGM é comprimido ou quando é realizada uma palpação rápida. Consiste numa contração rápida das fibras da banda apertada, enquanto o resto do músculo permanece relaxado. Embora seja uma caraterística importante, não é considerada um critério de diagnóstico essencial devido à sua dificuldade de obtenção e fiabilidade variável.
- Dor referida: A pressão prolongada num PGM pode causar dor referida a outras áreas do corpo, seguindo padrões específicos do PGM. Embora estes padrões sejam consistentes, não são universais e podem variar. A capacidade de provocar dor referida é variável e nem sempre é um critério de diagnóstico fiável, sendo a punção do PGM mais eficaz na indução de dor referida do que a palpação.
- Rigidez e encurtamento: Os PGM causam rigidez em repouso e encurtamento do músculo afetado, o que pode limitar a mobilidade das articulações e causar dor quando o músculo é esticado.
- Fraqueza e dor durante a contração: Os músculos com PGM podem apresentar fraqueza sem atrofia, provavelmente devido a uma inibição central. A eletromiografia mostra que estes músculos se cansam mais facilmente e têm uma recuperação mais lenta após o exercício. A contração muscular tende a ser mais dolorosa quando o músculo está encurtado.
- Mecanismo de ativação: Os PGM podem ser activados por mecanismos diretos (como traumatismo ou sobrecarga) ou indirectos (como outros PGM, doenças viscerais ou stress). A identificação destes mecanismos pode ajudar no diagnóstico da MDS.

Estas caraterísticas clínicas são fundamentais para o diagnóstico e tratamento dos pontos-gatilho miofasciais e podem variar de apresentação entre indivíduos.

Os pontos de gatilho musculares são zonas hipersensíveis dentro de um músculo esquelético que, quando pressionadas, causam dor local e, frequentemente, dor referida noutras zonas do corpo. São classificados de várias formas, de acordo com a sua atividade, origem e comportamento clínico. Os principais tipos de pontos de gatilho musculares são descritos em seguida (14, 15).

1.3.1. De acordo com a sua atividade.

- Pontos-gatilho activos: São a causa direta da dor. São aqueles que provocam dor espontânea e constante, mesmo sem pressão ou estímulo. Estes pontos de gatilho são a causa direta da dor e estão frequentemente associados a uma diminuição da funcionalidade do músculo afetado. Quando pressionados, reproduzem a dor referida e podem desencadear uma resposta de espasmo muscular. Os pontos-gatilho activos são responsáveis pela síndrome da dor miofascial e podem causar disfunções musculares significativas (14, 15).
- Pontos-gatilho latentes: Não causam dor a menos que sejam estimulados por pressão ou atividade muscular específica. Embora não sejam dolorosos ao toque num estado normal, podem limitar a mobilidade e causar fraqueza muscular. Os pontos-gatilho latentes podem ser activados em situações de stress, uso excessivo do músculo, lesão ou fadiga, tornando-se pontos-gatilho activos. São os mais comuns e podem permanecer latentes durante longos períodos de tempo (14, 15).

1.3.2. De acordo com a sua origem:

- Pontos-gatilho primários: desenvolvem-se de forma independente e não têm uma causa subjacente clara. Estão diretamente relacionados com o esforço excessivo dos músculos, a utilização excessiva, uma postura incorrecta ou um traumatismo. São estes pontos que desencadeiam inicialmente a dor muscular e, se não forem tratados, podem contribuir para o desenvolvimento de outros pontos de gatilho nos músculos vizinhos (14, 15).

- Pontos-gatilho secundários: Têm origem noutra patologia ou disfunção, como a compressão de um nervo, a radiculopatia (irritação da raiz nervosa) ou a disfunção articular. Estes pontos desenvolvem-se normalmente em resposta à tensão muscular gerada pela condição primária e o seu tratamento deve incluir a causa subjacente para uma recuperação completa (14, 15).

1.3.3. De acordo com a sua relação com outros pontos de ativação.

- Pontos-gatilho satélite: desenvolvem-se em áreas próximas de um ponto-gatilho primário que esteve ativo durante muito tempo sem tratamento adequado. Como o ponto de gatilho primário permanece ativo, pode gerar tensão excessiva nos músculos próximos, levando ao desenvolvimento destes pontos de gatilho satélite. É importante tratar tanto os pontos-gatilho primários como os pontos-gatilho satélite para conseguir um alívio completo da dor (14, 15).
- Pontos-gatilho associados: Estes pontos-gatilho encontram-se em músculos que estão funcional ou biomecanicamente relacionados com o músculo que contém o ponto-gatilho primário. Os pontos-gatilho associados podem desenvolver-se em resposta a uma sobrecarga compensatória dos músculos vizinhos, numa tentativa de aliviar a dor ou a disfunção do músculo primariamente afetado (14, 15).

1.3.4. Em função do tipo de dor gerada.

- PGMs centrais: Estão localizados na área da placa motora do músculo, onde placas motoras disfuncionais causam uma crise de energia. Esta disfunção gera nódulos de contração, que formam um nódulo dentro de uma banda apertada. Estes pontos de gatilho centrais estão associados à sensibilização dos nociceptores locais na zona, gerando dor. É importante notar que estes pontos aparecem na região do músculo onde se encontram as placas motoras, ou pontos motores (14, 15).

- PGMs de inserção: ocorrem nos locais de inserção muscular, onde as fibras musculares estão ancoradas aos tendões, aponeurose ou osso. O aumento sustentado da tensão nestas fibras pode causar entesopatia, com inflamação e aumento da sensibilidade na área de inserção. Isto pode ser mais evidente nos músculos que têm uma separação suficiente entre as junções miotendinosas e tenoperiosteais, resultando na presença de dois PGs de inserção distintos (14, 15).

A dor miofascial pode ser causada por uma variedade de factores que podem atuar isoladamente ou em combinação. É essencial compreender estes factores para tratar corretamente a dor e evitar a sua persistência. Os principais mecanismos de formação e os seus factores de desencadeamento são apresentados em seguida:

1.3.5. Factores desencadeantes.

- Trauma agudo: Após um trauma significativo, como um acidente ou uma lesão, pode ocorrer dor miofascial se a dor persistir para além da fase aguda da recuperação. Em circunstâncias normais, a dor deve diminuir à medida que o tecido cicatriza. No entanto, quando persiste, é importante considerar a possibilidade de dor miofascial, caracterizada por pontos de gatilho nos músculos afectados (16).
- Anomalias posturais: As posturas mantidas durante as actividades diárias, como a leitura, a escrita ou as tarefas de trabalho, podem induzir stress muscular. A má postura durante estas actividades pode causar tensão nos músculos e ativar pontos de gatilho. A acumulação de tensão em determinadas posições posturais pode levar à formação de bandas apertadas nos músculos, o que, por sua vez, pode desencadear dores miofasciais (16).
- Factores mecânicos: As alterações esqueléticas, como os desvios da coluna vertebral ou os problemas nas articulações, podem provocar alterações nos músculos que tentam compensar essas anomalias. Por exemplo, o desalinhamento da coluna vertebral pode resultar em tensão adicional nos músculos do pescoço e das costas, o que pode ativar pontos de gatilho e causar dor (16).

- Acidentes de viação: As pessoas envolvidas em acidentes de viação sofrem frequentemente de dores miofasciais devido às lesões traumáticas e à tensão que sofrem durante o impacto (17).

1.3.6. Áreas comuns de afetação.

- Cabeça, pescoço, ombros, ancas e região lombar: Estas áreas são frequentemente afectadas pela dor miofascial porque os músculos destas regiões estão constantemente a trabalhar contra a gravidade ou a realizar movimentos repetitivos. Os músculos que mantêm a postura ou participam em actividades diárias repetitivas estão em risco de desenvolver pontos de gatilho (17).

1.3.7. Factores psicológicos.

- Stress e depressão: O stress prolongado e a depressão podem afetar os músculos causando tensão prolongada. Estas condições podem desencadear pontos de gatilho e dor miofascial, alterando a forma como o corpo lida com o stress e a tensão (15).
- Perturbações do sono: A falta de um sono reparador pode impedir o relaxamento adequado dos músculos, fazendo com que estes permaneçam num estado de tensão contínua. Isto pode levar à formação de pontos de gatilho e dores miofasciais, bem como à hiperirritabilidade muscular (15).

1.3.8. Factores nutricionais e endócrinos.

- Deficiências nutricionais: As deficiências de vitaminas essenciais, como B1, B12, C e ácido fólico, e de minerais como o cálcio, o potássio, o ferro e o magnésio podem contribuir para o desenvolvimento de pontos-gatilho. A falta destes nutrientes essenciais pode afetar a saúde muscular e predispor à formação de pontos-gatilho (15).
- Distúrbios endócrinos: Problemas com o metabolismo da tiroide ou outras disfunções endócrinas podem afetar a função muscular e contribuir para a dor miofascial. Os distúrbios hormonais podem influenciar a forma como os músculos respondem ao stress e à tensão, exacerbando a dor miofascial (15).

1.3.9. Degenerativo

Com a idade, os tecidos musculares podem perder elasticidade e flexibilidade devido ao envelhecimento, tornando os músculos mais propensos a desenvolver MGPs. A degeneração estrutural relacionada com a idade também pode contribuir para a formação destes pontos (17).

1.3.10. Compressão de uma raiz nervosa.

A compressão ou irritação de uma raiz nervosa pode causar a sensibilização do segmento espinal correspondente e levar ao desenvolvimento de PGMs nos músculos inervados por essa raiz nervosa. Isto pode ocorrer devido a hérnias discais, estenose espinal ou outras condições neurológicas (17).

1.3.11. Desequilíbrio muscular crónico.

A falta de atividade física pode levar ao enfraquecimento dos músculos dinâmicos, tornando-os mais propensos a desenvolver PGM. A inatividade também pode contribuir para uma má postura e desequilíbrios musculares. Por outro lado, os músculos que estão inactivos ou que não são utilizados corretamente podem tornar-se fracos e menos eficientes, o que pode levar à compensação por outros músculos e à formação de PGM. Por outro lado, se os músculos que trabalham para manter a postura se tornarem excessivamente tensos e rígidos, especialmente se forem sujeitos a stress contínuo ou má postura, isso contribui para a formação de PGMs (17).

Os factores que desencadeiam a dor miofascial podem também tornar-se factores duradouros se não forem devidamente tratados. A identificação exacta e a correção destes factores são essenciais para uma gestão eficaz da dor miofascial e para evitar a sua recorrência. Abordar não só a dor atual, mas também as causas subjacentes, pode ajudar a eliminar a dor e a prevenir o seu regresso.

Factores de manutenção
Idade avançada
Postura (incluindo no trabalho)
Obesidade
Anorexia
Tecido cicatricial (pós-cirúrgico)
Desporto, lazer, hábitos
Padrões de stress e tensão
Perturbações metabólicas
Doença ou distúrbio
Deficiências vitamínicas
Anomalias congénitas (ósseas)
Tipo de fibra muscular
Direção/orientação das fibras musculares
Forma / morfologia do músculo (fusiforme, etc.)
Factores psicológicos
Cronicidade dos pontos de gatilho

Tabela 1. Resumo dos factores de manutenção nos pontos PGM (18).

1.4. Sintomas e achados físicos dos pontos de gatilho.

Para compreender a origem da dor miofascial, é essencial compreender dois conceitos-chave, a tensão muscular e os pontos de gatilho. A tensão muscular resulta da combinação de dois factores diferentes, o tónus viscoelástico e a atividade contrátil. O tónus viscoelástico pode ser dividido em rigidez viscoelástica e rigidez elástica. A rigidez elástica está relacionada com o movimento, enquanto a rigidez viscoelástica depende da velocidade. A atividade contrátil é classificada em três tipos: contratura, espasmo electrogénico (de origem patológica) e rigidez electrogénica. A contratura não gera atividade electromiográfica e tem origem no interior das fibras musculares. O espasmo electrogénico é uma contração muscular patológica e involuntária iniciada nos neurónios motores alfa e na placa motora. A rigidez electrogénica refere-se à tensão muscular resultante da contração em pessoas que não estão relaxadas (14).

Os PGs activos causam dor que o doente pode identificar quando pressionados, enquanto os PGs latentes podem aumentar a tensão muscular e causar encurtamento sem dor espontânea. Ambos os tipos de PGs podem gerar uma disfunção motora significativa. Os PGs activos podem induzir PGs satélites noutros músculos e, ao tratar o PG principal, o satélite também é frequentemente inactivado. Os PGs são normalmente activados por sobrecarga muscular, seja aguda, sustentada ou repetitiva, ou por manter o músculo numa posição encurtada. Também podem ser activados por compressão nervosa, interrompendo a comunicação entre os neurónios e as placas motoras (1, 19).

Os doentes com PGs activos sentem frequentemente dor difusa nos músculos e nas articulações, e a dor pode irradiar para longe do PG. A dor é referida em padrões específicos dos músculos e, por vezes, apresenta-se como dormência ou parestesia. Para além da dor, os PGs podem causar alterações nas funções autonómicas, como transpiração excessiva e problemas de equilíbrio, bem como fraqueza muscular e espasmos. Estas disfunções podem levar à diminuição da capacidade funcional e da coordenação motora (20, 21). A dor associada aos PGs pode perturbar o sono, intensificando a sensibilidade à dor no dia seguinte. Manter o músculo numa posição encurtada ou sob pressão durante o sono pode aumentar a dor e afetar a qualidade do descanso (22).

Em termos de achados físicos num músculo afetado por PG, a dor aumenta com o alongamento, sendo também observada uma diminuição da força e da resistência muscular. Os PGs são identificados como nódulos dolorosos em bandas apertadas palpáveis no interior dos músculos. Quanto mais activos forem os PGs, mais grave é a restrição da amplitude de movimentos e o aumento da tensão muscular (1, 19).

À palpação de um músculo superficial, pode ser detectado um nódulo na banda apertada, que se estende desde o nódulo até às inserções musculares. Este sinal pode diminuir ou desaparecer após a inativação eficaz do PG. A palpação revela um nódulo extremamente sensível no interior da banda tensa. A resposta à dor pode variar com pequenas alterações na pressão aplicada. Para reconhecimento, a aplicação de pressão a um PG pode provocar um padrão de dor referida que o doente pode reconhecer como familiar, indicando que o PG está ativo. Este facto é crucial para o diagnóstico. Para além da dor referida, os PGs podem causar hipersensibilidade à pressão e disestesias (23).

A palpação súbita de um PG provoca frequentemente um espasmo transitório nas fibras musculares. Este espasmo pode ser semelhante ao causado pela inserção de uma agulha. Os PGs activos reduzem a amplitude dos movimentos passivos devido à dor. Esta limitação é mais acentuada com o alongamento passivo do que com o movimento ativo do músculo. A amplitude de movimento recupera normalmente quando o PG é inactivado. Quando se contrai um músculo com um PG ativo contra uma resistência fixa, a dor intensifica-se, especialmente se o músculo estiver numa posição encurtada. Os músculos com PGs activos apresentam frequentemente fraqueza variável entre indivíduos e músculos (24, 25).

Estudos electromiográficos (EMG) mostram que estes músculos se cansam mais rapidamente e ficam exaustos mais cedo do que os músculos normais, muitas vezes devido à inibição reflexa causada pelo PG (26).

Sintomas de alterações autonómicas
Hipersalivação: aumento da saliva.
Epilora: excesso anormal de lágrimas que escorrem pelas faces.
Conjuntivite: vermelhidão ocular
Ptose: inchaço das pálpebras Visão turva
Aumento do corrimento nasal.
Arrepios

Resumo dos sintomas das alterações autonómicas (18).

Achados físicos
Pequenos nódulos do tamanho de uma cabeça de alfinete.
Nódulos do tamanho de ervilhas
Grandes nódulos.
Várias embalagens grandes lado a lado.
Pontos moles submersos em bandas tensas de músculo semi-duro que são palpados como uma corda.
Tiras em forma de corda dispostas lado a lado como esparguete parcialmente cozido.
A pele acima de um ponto de ativação é frequentemente ligeiramente mais quente do que a pele circundante devido ao aumento da atividade metabólica/autónoma.

Resumo dos resultados físicos (18).

2. AVALIAÇÃO CLÍNICA DA DOR MIOFASCIAL

2.1 Dor e sensibilidade referidas.

A dor referida e a hipersensibilidade são fundamentais para identificar os músculos responsáveis pela síndrome da dor miofascial. Os doentes desconhecem muitas vezes o ponto de gatilho (TP) no músculo que causa a dor, uma vez que a dor é frequentemente sentida em zonas afastadas do TP. Os padrões de dor referidos são previsíveis e ajudam a localizar o músculo afetado. A dor miofascial é profunda e contínua, embora possa apresentar-se como uma picada ou pontada aguda. Os padrões de dor referidos pelos PGs são normalmente direcionados para a periferia do corpo em 85% dos casos, enquanto apenas 10% dos padrões são locais. Os padrões são úteis para localizar o PG, mas confiar apenas na localização da dor referida pelo doente pode conduzir a erros na maioria dos casos. Para uma avaliação correta, recomenda-se a utilização de tabelas de pontos-gatilho. Além disso, quando os PGs estão mais activos, a dor é mais generalizada e intensa (27).

Nos desenhos de dor, as áreas vermelhas sólidas representam áreas essenciais de dor, enquanto as áreas pontilhadas mostram áreas menos comuns de dor. Um X preto ou branco indica a localização frequente de um PG, embora possam ser encontrados em qualquer parte do músculo afetado (1, 27).

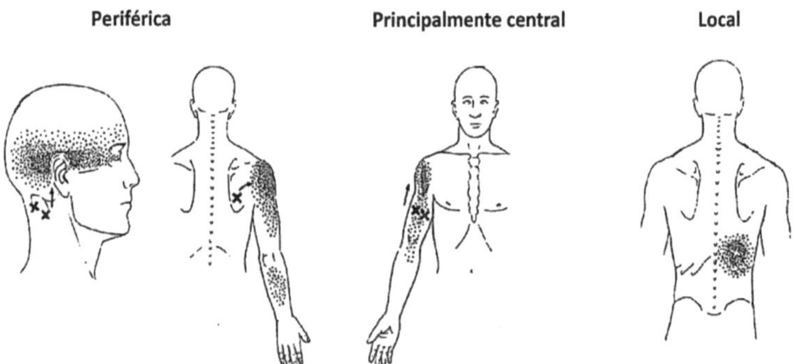

Figura 1: Direcções em que os PGMs podem produzir dor (1).

O desenho de padrões de dor é uma ferramenta útil para localizar pontos de gatilho (TP) responsáveis pela dor miofascial, uma vez que as descrições verbais dos doentes são frequentemente imprecisas. São utilizadas silhuetas corporais em branco para que o doente ou o médico desenhem as áreas de dor, melhorando a comunicação e a precisão do diagnóstico. Este registo gráfico é essencial para comparar os padrões de dor do doente com padrões conhecidos de músculos individuais (1, 27).

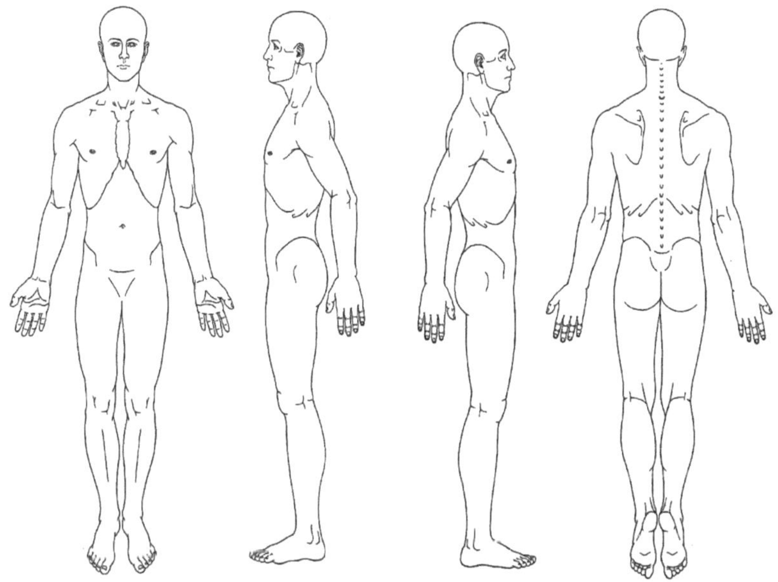

Figura 2. silhueta do corpo vista em vista frontal, lateral esquerda e direita e posterior para marcar a área dolorosa ou PGM (1).

O processo consiste em pedir ao doente que aponte para a zona dolorosa e o médico desenha-a na silhueta. O doente revê depois o desenho para o tornar mais exato. As zonas de dor mais intensa são assinaladas a vermelho sólido, enquanto as zonas de dor menos frequente ou menos intensa são pontilhadas. Podem ser utilizadas outras cores para a dormência ou o formigueiro. Os pontos de gatilho são marcados com um X e, após o tratamento, pode ser marcado o local onde foi aplicado (1, 27).

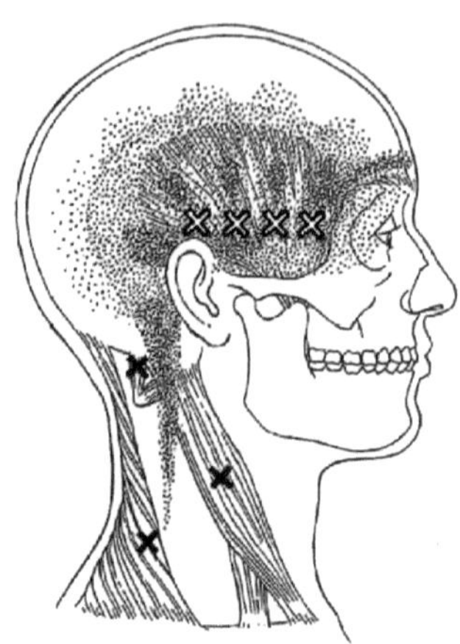

Padrão de dor na cefaleia de tensão comum, causado pela sobreposição dos padrões referidos (pontos) dos PGM no temporal (x branco), suboccipital (x preto superior), ECOM (x preto médio) e trapézio superior (x preto inferior) (1).

O registo destes detalhes ajuda a monitorizar a evolução da dor e dá uma imagem mais clara da origem do problema. Além disso, a comparação do padrão do doente com gráficos de pontos de gatilho ajuda a confirmar que a sua dor é real e partilhada por outros doentes. Este facto reforça a confiança do doente e melhora a relação com o médico. A interpretação dos padrões iniciais de dor é fundamental para determinar se a dor provém de um ponto de gatilho miofascial (TP) de um único músculo ou de vários padrões sobrepostos. Os padrões miofasciais raramente são simétricos e a sua extensão pode aumentar com a atividade do PG. Quando vários músculos referem dor à mesma zona, esta pode ser mais dolorosa e hiperestésica. Para um tratamento bem sucedido, é importante inativar todos os PGs envolvidos (1, 27).

A história clínica deve incluir a evolução do padrão de dor, uma vez que um padrão estável sugere uma resolução mais rápida com o tratamento adequado. Se a dor se tiver propagado a vários músculos, é essencial eliminar os factores perpetuantes para um alívio duradouro. Nas consultas de acompanhamento, o sucesso do tratamento é medido comparando os padrões de dor anteriores com os padrões de dor actuais. Se o doente sentir a mesma dor após o tratamento, pode haver factores de perpetuação não resolvidos. Se for observada uma melhoria parcial, a dor pode ter mudado de localização, revelando outros PGs activos que têm de ser tratados. Manter um registo detalhado dos padrões de dor é crucial para medir o progresso e ajustar o tratamento (1, 27).

2.2 Métodos de diagnóstico diferencial de um ponto de gatilho.

Os critérios de diagnóstico da síndrome da dor miofascial variam consoante os estudos, mas os mais comuns são (28, 29):

- A presença de um nódulo doloroso numa banda muscular apertada e palpável.
- Reprodução da dor ao pressionar o ponto de gatilho miofascial. A síndrome da dor miofascial é frequentemente confundida com a fibromialgia.

De acordo com os critérios do American College of Rheumatology (ACR) de 1990, a fibromialgia é diagnosticada com base em (14, 30, 31):

- Dor crónica generalizada acima e abaixo da cintura, com duração superior a três meses.
- A presença de 11 dos 18 pontos de dor estabelecidos. Recentemente, foram publicados os critérios de 2010 da mesma instituição. Os doentes com fibromialgia apresentam frequentemente pontos-gatilho miofasciais secundários. No entanto, existe uma distinção clínica clara entre as duas condições, o que é crucial, uma vez que os tratamentos são diferentes.

2.3 Exploração, palpação e utilização de instrumentos complementares nos PGs.

A identificação exacta dos PMTs é fundamental para o diagnóstico e tratamento da dor miofascial. De seguida, descreve-se como fazer o rastreio dos PMTs e os critérios de diagnóstico associados (1, 32, 33).

O primeiro passo é identificar quais os músculos a examinar com base nas limitações de amplitude de movimento do doente e nos padrões de dor referidos. O examinador pode resistir a um movimento de contração do músculo suspeito e palpá-lo para confirmar a sua localização. É essencial que o doente esteja numa posição confortável e descontraída, num ambiente com uma temperatura confortável. O músculo deve estar completamente relaxado, uma vez que, se estiver tenso, será difícil distinguir as bandas apertadas associadas aos PGs das fibras musculares normais (1, 33).

A palpação cuidadosa é fundamental para localizar as bandas apertadas e os nódulos associados aos PGs. Existem três técnicas de palpação principais (1, 32, 33):

- Palpação plana: É utilizada para os músculos superficiais, em que as fibras musculares são palpadas perpendicularmente. É uma técnica utilizada para explorar músculos que só são acessíveis de um lado, como o infra-espinhoso. Este método permite a deteção de bandas apertadas no interior do músculo através do movimento da pele e da perceção de alterações nas fibras musculares. O procedimento utilizado está descrito na figura abaixo:

  Ao iniciar a palpação (Figura A), o examinador empurra a pele para um lado, de modo a que esta seja mobilizada sobre o músculo a examinar. Esta mobilização inicial da pele facilita o acesso às fibras musculares subjacentes. Deslizando a ponta do dedo (Figura B), com a pele deslocada, a ponta do dedo desliza transversalmente para as fibras musculares, permitindo detetar as bandas apertadas. Estas bandas são sentidas como estruturas cordais que se enrolam sob o dedo. A textura destas bandas tensas é mais firme do que a das fibras musculares normais. No final do movimento (Figura C), no final do deslizamento sobre as fibras musculares, a pele é empurrada para o outro lado, completando assim o trajeto da palpação. Esta manobra permite não só identificar as bandas apertadas, mas também localizar o ponto onde se concentra a maior dor à pressão, correspondente ao ponto de gatilho. Quando esta técnica é realizada de forma mais vigorosa e rápida, é conhecida como palpação súbita, o que pode intensificar a perceção das bandas apertadas e o seu diagnóstico.

- Palpação em pinça: Utilizada quando o músculo pode ser agarrado entre os dedos, como é o caso do esternocleidomastóideo. O procedimento utilizado é descrito na figura seguinte: Palpação em pinça (Figura A), as fibras musculares do músculo em questão são agarradas entre o polegar e os dedos trifalângicos, formando uma pinça que permite captar a tensão no interior do músculo. A banda tensa e o ponto de gatilho encontram-se nesta zona. Perceção da banda tensa (Figura B), pressionando e enrolando as fibras musculares entre os dedos, sente-se a dureza da banda tensa. A mudança de ângulo das falanges distais cria um movimento de balanço que aumenta a sensibilidade e a discriminação, ajudando a detetar a textura rígida da banda esticada e quaisquer detalhes finos. Ao sair dos dedos (Figura C), o bordo palpável da banda tensa é definido quando sai de entre as pontas dos dedos, o que pode muitas vezes provocar uma resposta local de contração. Este fenómeno é caraterístico dos pontos de gatilho activos.
- Palpação profunda: Para músculos profundos em que as técnicas acima referidas não são viáveis.

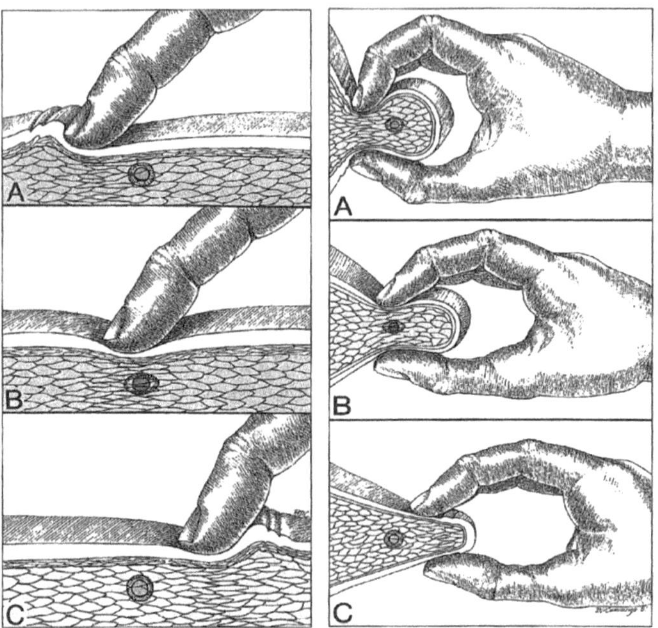

Figura 4: A imagem da esquerda mostra uma palpação plana de uma banda tensa e do seu PGM. A imagem da direita mostra uma palpação em pinça de uma banda tensa ao nível de um PGM (1).

As unhas do examinador devem ser curtas para evitar causar dor desnecessária ao doente, o que poderia interferir com a identificação correta dos PGMs. As unhas compridas podem fazer com que a dor cutânea seja confundida com a dor real do PG (1, 32, 33).

Embora a utilização de dermómetros (para medir a condutância da pele) tenha sido sugerida como uma ferramenta para detetar os PGM, estes dispositivos não são suficientemente fiáveis. Seriam necessários mais estudos para avaliar a sua eficácia e fiabilidade. A caraterística mais fiável para diagnosticar um PGM é a presença de dor intensa à palpação de um nódulo numa banda muscular tensa palpável. Se a pressão sobre este nódulo reproduzir a dor caraterística do doente, o PGM é considerado ativo. Outros indicadores, como a limitação da amplitude de movimento e a resposta local ao espasmo, também apoiam o diagnóstico (1, 32, 33).

Os PGM podem ser difíceis de detetar, especialmente nos músculos profundos, e uma pressão excessiva pode desencadear uma resposta exagerada no doente, conhecida como o "sinal do salto". Para obter uma avaliação quantitativa da dor à pressão, pode ser utilizado um algómetro (1, 32, 33).

Atualmente, não existem testes laboratoriais ou técnicas de imagem amplamente aceites para diagnosticar os pontos-gatilho (PG). O diagnóstico da síndrome da dor miofascial continua a ser predominantemente clínico, embora recentemente tenham sido desenvolvidas ferramentas para ajudar a confirmar a presença de PGs, com a eletromiografia de agulha e a ecografia a mostrarem-se particularmente promissoras para uso clínico.

- Eletromiografia com agulha: Inicialmente explorada em 1957, verificou-se mais tarde que detectava a atividade electromiográfica específica dos PGs miofasciais. Estudos em animais e humanos confirmaram a presença de atividade caraterística, como o "ruído" da placa motora e picos de alta tensão, que são indicativos, mas não exclusivos, dos PGs. A eletromiografia de superfície mostra como os PGs afectam a função muscular normal, aumentando a reatividade, retardando o relaxamento e causando maior fadiga. Investigações recentes utilizaram a análise informática para estudar a forma como os PGs influenciam a atividade muscular, revelando que podem afetar a função motora localmente e nos músculos relacionados através do sistema nervoso central. Observou-se que os PGs podem causar espasmos nos músculos referidos e que alguns músculos tendem a desenvolver PGs em resposta a espasmos noutros músculos. Isto sugere uma interação complexa entre os músculos afectados pelos PGs e a sua influência na atividade de outros músculos. Além disso, a presença de PGs pode induzir uma reação motora anormal em músculos próximos. Finalmente, a capacidade dos PGs para causar inibição na função muscular pode alterar significativamente o desempenho muscular normal, e a restauração dos padrões normais pode exigir a reeducação do músculo afetado. Estes fenómenos sugerem que a disfunção motora causada pelos PGs é tão complexa como a disfunção sensorial e merece uma investigação mais aprofundada (25, 34, 35).

- Ultrassom: Foi utilizado pela primeira vez por Michael Margolis para visualizar a resposta do PG. Esta técnica pode complementar os registos electromiográficos e tem o potencial de ser uma ferramenta de diagnóstico eficaz para os PGs, embora a sua aplicação exija perícia na palpação ou inserção de uma agulha no PG para obter a resposta esperada. A utilização de um transdutor de 12,5 MHz numa banda muscular mostrou uma zona hipoecogénica focalizada de 0,16 ± 0,11 cm^2, que foi previamente identificada como um ponto de gatilho miofascial. Esta zona não aparece em tecido muscular saudável ou à volta de outros pontos de gatilho. Outro estudo realizado com um transdutor de 7-12 MHz no reto anterior também revelou alterações na ecogenicidade em áreas previamente associadas a pontos de gatilho miofasciais. Utilizando um ultrassom com um transdutor de 5-12 MHz, foi observada uma maior frequência de resposta contrátil local ao estimular um ponto de gatilho, em comparação com a observação clínica. Esta contração foi associada a uma melhor resposta ao tratamento. No entanto, não foram encontradas neste estudo quaisquer anomalias imagiológicas correspondentes a pontos-gatilho miofasciais, o que também se verificou noutro estudo com poucos doentes. O custo do equipamento de ultrassonografia diminuiu consideravelmente, enquanto a qualidade das imagens melhorou. No nosso centro, temos encontrado áreas hipoecogénicas com caraterísticas semelhantes às descritas por outros autores e que se correlacionam clinicamente com pontos-gatilho miofasciais. No entanto, na interpretação destes estudos, é importante considerar variáveis como as caraterísticas do equipamento, do transdutor, a formação do operador, o tempo de evolução do doente e a utilização prévia de infiltrações (36, 37, 38, 39).
- Elastografia, ultra-sons e ressonância magnética: A utilização de técnicas de imagem como a elastografia, os ultra-sons e a ressonância magnética permitiu uma avaliação mais precisa dos pontos-gatilho miofasciais (MTrPs). Estas ferramentas ajudam a identificar alterações estruturais e funcionais no tecido muscular que nem sempre são evidentes no exame físico tradicional.

- A elastografia demonstrou ser eficaz na deteção do aumento da rigidez muscular em áreas afectadas por MMPs. Tanto a elastografia por ultra-sons como a elastografia por ressonância magnética podem identificar e quantificar as bandas apertadas caraterísticas dos PGMs, diferenciando-os do tecido saudável. Estas técnicas permitem uma avaliação não invasiva e pormenorizada das alterações da elasticidade muscular, o que facilita o diagnóstico e o acompanhamento dos doentes (40, 41, 42).
- A ecografia é outra ferramenta fundamental na avaliação dos PGM, sobretudo para detetar alterações na estrutura e ecogenicidade do tecido muscular. A ecografia permite observar diferenças na textura do músculo, como as zonas hiperecogénicas, que correspondem às zonas onde se localizam os PGM. Além disso, a sua capacidade de visualizar o tecido em tempo real torna-o útil para orientar intervenções terapêuticas (43, 44, 45).
- A ressonância magnética (MRI), por outro lado, oferece uma visão mais profunda e detalhada dos músculos afectados pelas MMPs. Pode identificar não só alterações estruturais no músculo, mas também avaliar o tecido circundante, o que é particularmente útil em áreas musculares mais profundas ou mais complexas. A RM complementa a ecografia, fornecendo imagens de maior resolução para um diagnóstico preciso das PMMs (46, 47, 48).

Em geral, estas tecnologias de imagem provaram ser ferramentas valiosas para melhorar o diagnóstico e o tratamento dos pontos de gatilho miofasciais, fornecendo informações objectivas sobre as alterações na estrutura e função do tecido muscular. Isto facilita uma abordagem mais precisa do planeamento do tratamento em doentes com dor miofascial.

- Algometria: mede a sensibilidade à dor por pressão ou estimulação eléctrica. Foram identificados três tipos de informações que fornece (23, 49, 50).

  - Limiar de dor local: A pressão necessária para que a dor se inicie num ponto específico.

- Limiar de dor referido: A pressão que provoca dor em zonas distantes do ponto de aplicação.
- Tolerância à dor: A pressão máxima que o doente pode suportar antes de a dor se tornar intolerável.

O algómetro de mola, concebido em 1986 e amplamente utilizado desde então, mede estes limiares através da aplicação de pressão na pele com uma ponta circular calibrada. A medição é feita em kg ou Newtons e a precisão depende do diâmetro da ponta do algómetro. Este instrumento é útil para comparar a sensibilidade à dor antes e depois dos tratamentos. No entanto, tem limitações, tais como o facto de não determinar a causa da dor, que pode ser miofascial, fibromialgia, bursite, etc. A medição pode ser afetada pela espessura dos tecidos e pela sensibilidade muscular. A técnica exige destreza e uma localização correta do ponto de máxima sensibilidade. Estudos recentes demonstraram que a algometria pode não distinguir claramente entre pontos de gatilho activos e latentes e que os resultados podem variar em função da pressão aplicada. Embora seja útil para fins clínicos e de investigação, deve ser interpretada com precaução (23, 49, 50).

- Termografia: Utilizando radiometria de infravermelhos ou película de cristais líquidos, mede as alterações da temperatura da pele. A termografia eletrónica é mais precisa e conveniente, mostrando variações térmicas que podem indicar problemas como pontos de gatilho miofasciais. No entanto, uma alteração térmica nem sempre indica um ponto de gatilho, uma vez que pode ser causada por outras condições, como radiculopatia ou inflamação local. Os estudos revelaram que a temperatura da pele sobre um ponto de gatilho pode ser mais elevada, mas isso nem sempre se traduz numa deteção precisa dos pontos de gatilho. Os estudos também demonstram que os pontos-gatilho activos podem causar hipertermia na pele, enquanto a estimulação mecânica pode causar hipotermia "reflexa". A termografia pode identificar áreas quentes, mas também pode ter falsos positivos e negativos. A combinação da termografia com outros métodos, como a palpação e a medição algométrica, melhora a precisão da identificação dos pontos de gatilho. No entanto, a interpretação dos resultados deve ser feita com cautela e complementada por outras avaliações de diagnóstico (51, 52, 53, 54).

Até à data, a literatura não abordou algumas questões-chave sobre as alterações térmicas associadas aos pontos de gatilho (PG). Uma vez que muitos acupuncturistas utilizam dispositivos para medir a resistência da pele, a fim de identificar o local ideal para inserir a agulha e tratar um PG ou um ponto doloroso, seria de grande interesse realizar um estudo cego para investigar a região de um ponto quente e procurar pontos de baixa resistência. Seria útil determinar a frequência com que estes pontos de baixa resistência coincidem com pontos quentes e se estes pontos têm um PG (ativo ou latente) nas proximidades. A identificação do PG deve basear-se em critérios de diagnóstico precisos aplicados por avaliadores com elevada fiabilidade interexaminadores. Além disso, uma vez que vários estudos demonstraram que a disfunção dos PGs é influenciada pela atividade do sistema nervoso simpático, a investigação da forma como os PGs afectam o controlo simpático da perfusão cutânea poderia enriquecer a nossa compreensão da relação entre os PGs miofasciais e o sistema nervoso autónomo.

3. NOÇÕES BÁSICAS DE AGULHAMENTO SECO (PS)

Considerações anatómicas para a PS.

O agulhamento seco envolve certos riscos para várias estruturas anatómicas, tais como órgãos, nervos e vasos sanguíneos. Por isso, é essencial que os profissionais tenham um conhecimento anatómico sólido, tanto teórico como prático, para minimizar as complicações (1, 32, 55, 56).

- Pleura e pulmões: O pneumotórax é uma complicação grave, embora rara, da PS. Pode ser evitado se o fisioterapeuta aplicar corretamente os conhecimentos anatómicos. É essencial evitar dirigir a agulha para os pulmões ou para o espaço intercostal. Utilizar a técnica de palpação em pinça para puncionar músculos como o trapézio, os peitorais e o latissimus dorsi, ou dirigir a agulha para estruturas ósseas, como as costelas ou a omoplata, para evitar o acesso à pleura.
- Vasos sanguíneos: É fundamental identificar e evitar os vasos sanguíneos. O conhecimento da anatomia vascular permite ao médico evitar a punção de veias superficiais por inspeção e a palpação de artérias por pulsação. Aplicar pressão para assegurar a hemostase após a retirada da agulha, especialmente em doentes com trombocitopenia.
- Nervos: A inserção de agulhas perto de nervos requer cuidado para evitar lesões. Se o doente sentir uma dor aguda e eléctrica, a agulha pode ter tocado num nervo. A área próxima da medula espinal e a área suboccipital devem ser evitadas devido ao risco de afetar o tronco cerebral.
- Órgãos: O fisioterapeuta deve estar ciente da localização dos órgãos internos para evitar punções. Por exemplo, existe um risco quando se perfuram os músculos psoas major ou quadrado lombar devido à proximidade do rim, ou quando se abordam os músculos abdominais perto dos órgãos peritoneais.

- Articulações: É importante evitar perfurar as articulações, as cápsulas articulares ou as bursas, uma vez que tal pode provocar infecções nestas estruturas sensíveis.
- Próteses e dispositivos implantados: Deve evitar-se perfurar perto de próteses (membros, fixações internas e externas) ou dispositivos implantados (pacemakers, implantes mamários ou glúteos, etc.) para evitar infecções e danos nos dispositivos.
- Zonas patológicas: É também crucial evitar zonas afectadas por inflamações agudas, infecções, varizes, quistos, tumores ou lesões cutâneas para evitar complicações adicionais.

Com este conhecimento, os médicos podem minimizar os riscos associados à PS, aplicando técnicas adequadas e tomando as precauções necessárias.

Eficácia terapêutica e indicações do agulhamento seco.

3.1.1 Eficácia terapêutica.

A chave para um agulhamento seco (PD) eficaz é o diagnóstico exato dos pontos de gatilho miofasciais (MTrPs) e da síndrome da dor miofascial (MPS). Sem um diagnóstico correto, o SP pode não ser seguro e conduzir a resultados questionáveis.

O primeiro ensaio clínico que utilizou SP para tratar a dor músculo-esquelética foi realizado em 1941, embora o termo "agulhamento seco" só tenha sido utilizado em 1947. Este estudo comparou três grupos de doentes com dores lombares, um que recebeu novocaína, um que recebeu soro fisiológico e um que recebeu apenas a punção. Surpreendentemente, os resultados foram semelhantes em todos os grupos, sugerindo que a própria agulha tinha um efeito terapêutico. Desde então, vários estudos demonstraram a eficácia da PS, semelhante à das infiltrações anestésicas. Investigações posteriores, como a de Hong em 1994, confirmaram que tanto a PS como a infiltração de lidocaína são eficazes quando provocam respostas locais de contração (REL), embora a PS que provoca REL seja mais eficaz do que a infiltração sem REL (57).

Apesar das provas clínicas a favor da PS para numerosas condições, como a dor miofascial, dores no pescoço e nas costas, dores de cabeça, enxaquecas e outras, é necessária mais investigação. As revisões sistemáticas indicam que a PS é eficaz, mas ainda não foi demonstrada a sua superioridade em relação ao placebo, o que coloca desafios à conceção de estudos controlados em dupla ocultação. Embora existam agulhas de placebo, estas podem gerar uma estimulação fisiológica que complica a avaliação do seu verdadeiro efeito placebo. Num esforço para resolver estes desafios, alguns estudos recentes aplicaram tratamentos sob anestesia para garantir um mascaramento adequado, com resultados promissores. As provas actuais apoiam cada vez mais a utilização de PS, especialmente para o alívio imediato da dor em doentes com SMD, embora se recomende mais investigação (58, 59, 60).

3.1.2 Indicações para o agulhamento a seco.

As indicações para o agulhamento seco (PD) referem-se a condições em que a técnica demonstrou ser eficaz ou em que a sua utilização é sugerida. As principais indicações incluem (58, 59, 60).

- Dor miofascial: Dor causada pela presença de pontos de gatilho miofasciais (MTrPs) nos músculos.
- Dor no ombro: Incluindo dor na hemiparesia, síndrome subacromial crónica (impacto) e capsulite adesiva.
- Dor crónica lombar e cervical: associada a radiculopatias cervicais ou lombares e à síndrome do chicote.
- Dores de cabeça e enxaquecas: Para o tratamento de dores de cabeça tensionais e enxaquecas crónicas.
- Dor pós-cirúrgica: em caso de dor crónica pós-operatória no peito ou nos joelhos.
- Síndrome do túnel cárpico e outras compressões nervosas.
- Tendinopatias: Dor causada pela inflamação ou degeneração dos tendões.
- Fascite plantar: Dor crónica na planta do pé.

- Dor pélvica crónica: associada a problemas musculares.
- Síndrome do piriforme e ciática: dor irradiada na perna.
- Espasticidade muscular: Em doentes com paralisia cerebral ou lesão incompleta da medula espinal.
- Dor no membro fantasma: em pacientes pós-amputação.
- Disfunção temporomandibular: dor e disfunção na articulação da mandíbula.

Estas indicações baseiam-se em estudos clínicos e observações sobre a capacidade do agulhamento seco para desativar os PGM e reduzir a dor em várias zonas do corpo.

Precauções em PS.

Os riscos associados ao agulhamento seco (SP) são raros e a sua probabilidade é baixa, especialmente se forem tomadas as precauções adequadas. No entanto, é essencial que o fisioterapeuta avalie os riscos versus os benefícios da técnica, usando o seu julgamento clínico em cada caso. O tratamento não invasivo deve ser considerado para atingir os objectivos desejados. As precauções a ter em conta são as seguintes (61, 62, 63).

3.1.3 Dor.

A dor é um dos efeitos adversos mais comuns durante o tratamento de pontos-gatilho com PS. Esta dor pode ser grave quando é provocada uma resposta de espasmo local quando a agulha é inserida. Embora um estudo indique uma média de dor de 5,25 na escala visual analógica (EVA), a experiência clínica sugere que a dor pode frequentemente ultrapassar os 7 pontos. A dor pós-punção pode ser significativa, mas é geralmente temporária e desaparece em poucas horas. Deve ser feita uma distinção entre a dor pós-punção e a dor referida que o doente já estava a sentir. A investigação revelou que quase todos os doentes submetidos a PS referem alguma dor pós-punção, embora esta seja frequentemente considerada mais tolerável em comparação com a dor anterior. A maioria destes sintomas são transitórios e não costumam causar complicações graves (61, 62, 63).

3.1.4 Problemas com agulhas

A utilização de agulhas em PS pode levar a complicações como dobrar, encravar, partir ou perder-se. Estes problemas são relativamente comuns, mas normalmente têm consequências menores. As agulhas partidas ou esquecidas são menos comuns, mas podem ter consequências graves. Para evitar que as agulhas fiquem presas ou dobradas, é crucial que o fisioterapeuta mantenha um bom controlo e tenha uma boa técnica. Em casos raros, podem ocorrer incidentes de agulhas esquecidas no doente, o que pode levar a riscos, pelo que é aconselhável manter uma contagem exacta das agulhas utilizadas (61, 62, 63).

3.1.5 Pneumotórax.

O pneumotórax é uma complicação grave, mas rara, que pode surgir da acupunctura ou da PS. É a acumulação de ar na cavidade pleural, que pode levar ao colapso dos pulmões. Embora seja um risco potencial, a sua ocorrência é rara e pode normalmente ser evitada através de um conhecimento anatómico adequado e de técnicas de agulhamento cuidadosas. É aconselhável evitar a realização de punções profundas em ambos os lados do tórax na mesma sessão e considerar a utilização de ultra-sons ou de técnicas manuais alternativas se existirem dúvidas quanto à realização segura da PS. A formação contínua e a atenção à técnica são essenciais para minimizar estes riscos (61, 62, 63).

3.1.6 Lesões vasculares na PS.

O agulhamento a seco é uma técnica que, embora eficaz para o tratamento de várias doenças musculares, comporta o risco de causar lesões vasculares. A compreensão da anatomia do sistema vascular é essencial para evitar complicações. No início do procedimento, o fisioterapeuta deve estar ciente da localização dos principais vasos e, se possível, palpar os pulsos. No entanto, alguns vasos periféricos são difíceis de identificar, o que pode complicar a técnica. Quando uma agulha perfura um vaso sanguíneo, o doente sente muitas vezes uma picada ou uma sensação de ardor, diferente da punção do tecido muscular, . Embora estas lesões possam passar despercebidas, podem resultar em hemorragias graves. As complicações mais comuns incluem hemorragias e nódoas negras. Embora estes sejam considerados efeitos adversos menores, as suas implicações podem ser significativas. É fundamental distinguir entre hemorragias que ocorrem no tecido muscular e hemorragias superficiais que afectam vasos a nível cutâneo e subcutâneo. A primeira pode levar a alterações do pH local, afectando a função muscular e causando desconforto adicional. Para gerir a hemorragia que surge, o terapeuta deve aplicar uma pressão firme sobre o local da punção, mantendo-a durante pelo menos 3 a 10 minutos, especialmente se houver suspeita de punção de um vaso (61, 62, 63, 64, 65).

Os doentes com doença vascular ou que estejam a receber terapêutica anticoagulante devem ser monitorizados com especial cuidado, uma vez que são mais propensos a complicações. Nestes casos, devem ser adoptadas técnicas menos invasivas e devem ser tomadas precauções para manter uma pressão hemostática adequada após o procedimento. Embora as complicações graves, como pseudoaneurismas ou síndromes compartimentais, sejam raras, o conhecimento anatómico detalhado e a aplicação cuidadosa das técnicas podem ajudar a prevenir estas situações (61, 62, 63, 64, 65).

3.1.7 Lesões nervosas em PS para sistema nervoso periférico (SNP).

Para além das lesões vasculares, as lesões nervosas representam um risco significativo no agulhamento seco. Para evitar estas complicações, é vital que o fisioterapeuta tenha uma compreensão clara da anatomia e das vias nervosas periféricas. Algumas áreas de risco incluem músculos próximos de estruturas nervosas, como o piriforme e o iliopsoas. Uma das principais precauções é não inserir a agulha até ao eixo, uma vez que a parte mais próxima da pele é a mais frágil e pode causar complicações se se aproximar de um nervo. A inserção da agulha deve ser feita de forma lenta e cuidadosa, observando quaisquer sinais que o doente possa dar. Se o doente referir uma sensação eléctrica ou de picada, isso pode indicar que um nervo foi comprimido. Nesse caso, é crucial retirar a agulha e mudar a direção de inserção (61, 62, 63, 64, 65).

A utilização de ultra-sons pode ser particularmente benéfica na identificação das estruturas nervosas e na minimização do risco de punções acidentais. Embora as complicações graves da punção nervosa sejam raras, foram documentados casos de neuroparalisia e outras reacções adversas. Estudos demonstraram que, entre os doentes tratados, foram registadas reacções ligeiras, como formigueiro e parestesia. Felizmente, a maioria destes casos é controlável e os doentes tendem a recuperar sem complicações significativas. Para diminuir o risco de lesão nervosa, é fundamental que o fisioterapeuta tenha cautela, ajustando sua técnica de acordo com as sensações relatadas pelo paciente durante o procedimento (61, 62, 63, 64, 65).

3.1.8 Lesões nervosas em PS para o sistema nervoso central (SNC).

As lesões nervosas representam uma das complicações mais críticas na prática do agulhamento seco, especialmente quando se lida com áreas próximas do sistema nervoso central. A proteção da medula espinal é essencial, especialmente quando se trabalha com a musculatura paravertebral profunda ou com os músculos da coluna cervical. Para minimizar o risco de contacto com a medula espinal durante o agulhamento a seco, devem ser seguidas várias recomendações (61, 62, 63, 64, 65):

- Comprimento da agulha: É importante utilizar agulhas de comprimento adequado. Recomenda-se a utilização de agulhas de 40 mm para as regiões cervical e torácica, e de 50 mm para as regiões lombar e sacral.
- Ângulo de inserção: Ao puncionar a musculatura paravertebral profunda, a agulha deve ser inserida entre 1 cm e 1,5 cm a partir da linha dos processos espinhosos, com uma inclinação craniocaudal de aproximadamente 10° a 15° ao longo da coluna vertebral. Isto evita que a agulha passe através dos espaços intervertebrais ou das articulações facetárias, reduzindo o risco de hematomas epidurais ou subdurais.
- Referência óssea: Deve procurar-se o contacto com a lâmina vertebral, que funciona como uma barreira à frente do canal espinal. Isto ajuda a confirmar que os diferentes estratos dos músculos espinhosos

transversos foram atravessados. Se a agulha for introduzida para além das distâncias esperadas do osso, a direção da punção deve ser ajustada.

- Precauções no triângulo suboccipital: Nesta zona, delimitada pelo músculo reto abdominal posterior maior e pelos músculos oblíquos superior e inferior, é fundamental ter um cuidado especial. Quando se trabalha nesta zona ou acima do nível de C2, a artéria vertebral fica exposta e desprotegida.
- Sensações do doente: Durante a inserção da agulha, é crucial uma entrada lenta. O doente deve ser informado de que deve comunicar uma sensação eléctrica, que pode indicar contacto com o nervo.

Embora as reacções adversas graves devidas ao contacto com o sistema nervoso central sejam raras, existem casos documentados. Um estudo de Ernst et al. registou seis acontecimentos adversos, incluindo (66, 67):

- Lesão da medula espinal cervical, resultando num défice permanente.
- Hemorragia subaracnóidea sem informações sobre o tratamento ou a recuperação.
- Hematoma epidural que recuperou completamente.
- Três casos relacionavam-se com fragmentos de agulha partidos, causando complicações que foram resolvidas cirurgicamente.

Peuker et al. fizeram uma revisão da literatura e encontraram dez casos de lesões da medula espinal ou de raízes nervosas, bem como casos de aracnoidite e hemorragias subaracnoides durante sessões de acupunctura. Na sua revisão, não foram encontradas lesões da artéria vertebral.

As hipóteses de causar lesões no sistema nervoso central são remotas se forem seguidas as recomendações de segurança, incluindo a entrada lenta da agulha e a escolha correta do comprimento da agulha, mantendo os ângulos de inclinação sugeridos e evitando a punção acima de C2.

3.1.9 Lesões viscerais em PS.

A lesão visceral mais comum no agulhamento seco é o pneumotórax. Alguns músculos estão muito próximos das vísceras abdominais, o que pode levar a lesões não intencionais quando se tratam músculos como o psoas, o quadrado lombar ou a musculatura abdominal. Embora estes eventos sejam raros, alguns foram documentados (65, 66, 67):

- Um fragmento de agulha alojado no rim.
- Um hematoma retroperitoneal.
- Uma complicação renal após uma lesão da bexiga urinária.
- Um caso de pancreatite devido a punção direta.

Para além dos riscos associados ao pneumotórax, existe a possibilidade de lesões mais graves, como o tamponamento cardíaco. Este último envolve a acumulação de sangue ou líquido no espaço entre o miocárdio e o pericárdio, o que pode comprometer a função cardíaca e ser fatal se não forem tomadas medidas rapidamente. Em alguns casos, a agulha atravessou o esterno devido a uma malformação conhecida como forame esternal, presente em 5-8% da população.

Para evitar complicações viscerais, é essencial ter um bom conhecimento da anatomia da área e adotar medidas asséticas rigorosas. Embora existam poucos casos documentados de lesão visceral significativa, é essencial estar ciente do risco de infeção, que é a complicação mais comum neste contexto.

3.1.10 Infecções.

O risco de infeção no agulhamento seco é considerável, tanto para o doente como para o fisioterapeuta, no caso de uma punção acidental com uma agulha usada. Embora o risco de infeção seja geralmente baixo, é crucial seguir protocolos adequados para minimizar este risco.

Considerando o risco de infeção para o doente ao inserir uma agulha no corpo, existe um risco inerente de infeção. Estima-se que cerca de 1.000 bactérias habitam cada centímetro quadrado de pele, com bactérias mais numerosas nos ductos e glândulas subjacentes. No entanto, estas bactérias têm pouco potencial para causar infecções, como ilustrado pelo trabalho de Dann (68), que não registou infecções após mais de 5.000 injecções sem preparação da pele. Wit et al (69). documentaram infecções locais em 0,014% de 230.000 pacientes estudados. Na revisão de Ernst et al. foram relatadas 38 infecções graves, especialmente artrite séptica e abcessos do psoas, todos tratados com sucesso. Zhang et al (70). relataram casos de infecções bacterianas e virais, salientando que estas se devem geralmente a más práticas, como a utilização de agulhas reutilizadas e mal esterilizadas.

Para evitar infecções no fisioterapeuta devido a punções acidentais, deve ser considerado (66, 67, 68):

- Manuseamento cuidadoso da agulha: Evitar reinserir a agulha no tubo guia de forma insegura e ter cuidado ao efetuar punções com pinças.
- Eliminação segura: Tenha cuidado ao eliminar as agulhas em contentores específicos para evitar picadas acidentais de agulhas.

Ao seguir estas diretrizes, o risco de complicações associadas ao agulhamento seco pode ser significativamente reduzido, tanto para o doente como para o fisioterapeuta.

Para minimizar o risco de infeção, devem ser tomadas as seguintes precauções (69, 70, 71):

- Lavagem das mãos: Antes de efetuar a punção, é fundamental lavar bem as mãos com água e sabão ou com uma solução hidroalcoólica, mesmo que se usem luvas.
- Desinfeção do local: Embora não haja consenso quanto à sua eficácia, recomenda-se a limpeza do local da punção com álcool a 70º para reduzir o número de germes.
- Utilização de agulhas esterilizadas: As agulhas devem ser esterilizadas e destinadas a uma única utilização. Nunca devem ser reutilizadas para tratamentos diferentes, nem mesmo para o mesmo doente.
- Manuseamento cuidadoso da agulha: Manusear a agulha pela pega e evitar tocar na parte que vai entrar em contacto com o doente, a não ser que seja absolutamente necessário.

- Eliminação correta das agulhas: As agulhas devem ser colocadas num recipiente específico para material biocontaminado e substituídas quando o limite indicado for atingido.
- Utilização de luvas: Recomenda-se a utilização de luvas de látex ou de nitrilo, uma vez que reduzem a possibilidade de contágio em caso de perfuração acidental.

3.1.11 Reacções vegetativas.

As reacções vegetativas são comuns após a punção e podem incluir síncope vasovagal, que é o efeito adverso mais comum. Ocorrem mais frequentemente quando o doente está numa posição vertical. Outros sintomas incluem tonturas, suores, taquicardia e alterações da tensão arterial. A realização da punção em decúbito ventral é essencial para prevenir a síncope e minimizar o risco de lesões em caso de desmaio (70, 71).

3.1.12 Punção na gravidez.

Deve ter-se cuidado ao efetuar punções em mulheres grávidas, devido à possibilidade de aborto espontâneo e a percepções erradas da causalidade por parte da doente ou dos familiares. Recomenda-se evitar técnicas invasivas e optar por métodos menos agressivos, exceto se necessário. Não existem provas científicas que sustentem a existência de "pontos proibidos" na acupunctura que possam induzir um aborto espontâneo. No entanto, os riscos devem ser considerados (69, 70, 71).

3.1.13 Acidentes com agulhas em PS.

Na prática da BP, podem ocorrer vários acidentes com agulhas, sendo fundamental saber manuseá-los corretamente. Os acidentes mais comuns e as respectivas manobras de manuseio são descritos a seguir (66, 67, 68, 69):

- Agulha dobrada: A agulha pode dobrar-se se o doente realizar uma contração muscular intensa enquanto a agulha é inserida. A agulha deve ser retirada até ao tecido subcutâneo. Verificar se a agulha está dobrada; em caso afirmativo, eliminá-la corretamente para evitar o risco de inserção indesejada ou de quebra.

- Agulha presa: A agulha pode ficar presa na pele ou no músculo. Para o conseguir, pedir ao doente para relaxar o mais possível, tentar extrair a agulha a cada 10-15 segundos, bater suavemente na pele à volta da agulha e raspar o cabo da agulha com a unha e tentar extraí-la lentamente. Se a agulha estiver demasiado fixa, tente beliscar a prega de pele onde a agulha está inserida, para a libertar um pouco mais e, em seguida, tente puxá-la. Se a agulha estiver presa devido a um espasmo muscular, podem ser inseridas duas agulhas pouco profundas de cada lado para ajudar a libertar o espasmo.
- Agulha romba: Eliminar imediatamente a agulha, uma vez que pode aumentar a dor durante o manuseamento.
- Agulha partida: Informar o doente de que deve manter a calma para evitar que a agulha penetre mais profundamente. Marcar um círculo à volta do local de inserção para referência. Se um pedaço de agulha estiver exposto, tentar removê-lo com uma pinça. Se não houver fragmentos expostos, aplicar pressão sobre a pele circundante para facilitar a remoção com uma pinça. Se não for possível remover a agulha no consultório, é necessário recorrer a cuidados médicos especializados para a sua remoção cirúrgica.
- Considerações importantes:
    - Qualidade da agulha: Utilizar sempre agulhas com a marca de qualidade da Comunidade Europeia.
    - Comprimento de inserção: Manter sempre uma margem de 0,5 cm a 1 cm da agulha fora da pele para facilitar a remoção em caso de emergência.

Estes acidentes podem ser graves, pelo que é essencial que os fisioterapeutas que praticam o agulhamento seco estejam bem informados e preparados para os tratar corretamente.

3.2 Contra-indicações em PS.

É essencial ter conhecimento das contra-indicações absolutas e relativas e das precauções especiais na prática da SP. Deve ser feita uma avaliação completa do paciente para detetar possíveis riscos e doenças que possam influenciar o tratamento. A PS deve ser evitada nas seguintes situações (72, 73, 74, 75):

- Contra-indicações absolutas:
  - Fobia de agulhas.
  - Recusa do doente devido a medo ou crença.
  - Incapacidade de dar o consentimento (problemas cognitivos, de comunicação ou relacionados com a idade).
  - Emergências médicas ou doenças agudas.
  - Zonas com linfedema, devido ao aumento do risco de infeção.
  - Outros motivos médicos para não recomendar a PS.
- Contra-indicações relativas

Uma vez excluídas as contra-indicações absolutas, o médico deve avaliar a adequação do tratamento, tendo em conta a história clínica e os potenciais benefícios versus riscos. As contra-indicações relativas incluem:

- Tendência para hemorragias: Os doentes com hemofilia, trombocitopenia ou em tratamento anticoagulante requerem uma atenção especial.
- Envolvimento do sistema imunitário: As pessoas com doenças imunossupressoras (VIH, cancro, etc.) ou em tratamento imunossupressor correm um risco acrescido de infeção.
- Doenças vasculares: podem predispor a hematomas, hemorragias e infecções.
- Diabetes: Afecta a capacidade de regeneração e a circulação, aumentando o risco de infecções e dificultando a cicatrização.
- Gravidez: Deve ter-se cuidado, especialmente no primeiro trimestre, devido a riscos potenciais.

- Outras precauções especiais:

- Crianças: É necessário o consentimento dos pais ou do tutor, e a SP profunda deve ser evitada em crianças com menos de 13-15 anos de idade.
- Doentes debilitados ou frágeis: podem não tolerar adequadamente o tratamento.
- Epilepsia: Os doentes não devem ser deixados sem vigilância enquanto as agulhas estiverem colocadas.
- Estado psicológico: A ansiedade ou o stress podem interferir com a tolerância ao tratamento.
- Alergias: Especialmente aos metais das agulhas (níquel, crómio) ou ao látex das luvas.
- Utilização de medicamentos: Devem ser considerados os medicamentos que possam afetar o sistema imunitário, a coagulação ou a estabilidade emocional do doente.

Em caso de dúvida sobre a aptidão do doente, o tratamento deve ser reconsiderado ou rejeitado para evitar riscos.

Condições de segurança.

O agulhamento seco (SP) é um procedimento invasivo utilizado em fisioterapia e noutras disciplinas para tratar a dor e a disfunção muscular. No entanto, sendo um tratamento quc envolve a inserção de agulhas nos tecidos, acarreta riscos diferentes dos associados às terapias não invasivas. Por conseguinte, esta secção centrar-se-á na segurança do agulhamento seco, abordando as considerações necessárias para garantir a saúde tanto dos doentes como dos profissionais de saúde envolvidos na sua aplicação. O SP pode ser dividido em duas categorias: agulhamento seco superficial (SDP) e agulhamento seco de pontos de gatilho (TPD). Cada uma destas técnicas tem as suas particularidades e riscos associados. É essencial que tanto os profissionais de saúde como os doentes compreendam a natureza destes riscos. De acordo com a Organização Mundial de Saúde (OMS), o bem-estar do doente é a prioridade máxima, mas é também crucial cuidar da saúde e da segurança dos profissionais e de outras pessoas que possam estar envolvidas no tratamento (76, 77, 78).

Os riscos associados à PSPG são significativos e podem incluir hematomas, pneumotórax, infeção, lesão dos tecidos internos e hemorragia. O termo "acontecimento adverso" (EA) é utilizado para descrever qualquer efeito negativo que possa resultar de um tratamento, independentemente da sua gravidade. A classificação dos EA pode variar de ligeiros, que são breves e reversíveis, a graves, que podem exigir hospitalização ou resultar em incapacidade significativa ou mesmo na morte do doente. Embora a literatura científica ainda não disponha de estudos exaustivos sobre os EA específicos dos PSPG, a experiência clínica sugere que os efeitos adversos graves são raros. No entanto, é essencial mais investigação para quantificar estes riscos e fornecer uma base sólida para o consentimento informado dos doentes (76, 77, 78).

Vários estudos investigaram a segurança da acupunctura e concluíram que, embora existam efeitos adversos, a incidência de eventos graves é baixa. Por exemplo, um estudo que analisou 32.000 tratamentos efectuados por fisioterapeutas e médicos britânicos concluiu que a maioria dos efeitos adversos eram de baixa gravidade e frequentemente reversíveis. Outros estudos mostraram uma frequência semelhante de efeitos adversos em grandes grupos de pacientes que receberam tratamento de acupunctura, sendo a hemorragia e a dor no local da punção os efeitos adversos mais comuns (76, 77, 78).

No entanto, é importante que os profissionais de saúde estejam conscientes dos potenciais riscos e efeitos adversos associados a qualquer técnica que utilizem, incluindo a PSPG. A formação contínua e a educação sobre anatomia e técnicas de agulhamento são cruciais para minimizar o risco de complicações. Os fisioterapeutas devem ser proactivos na identificação de potenciais efeitos adversos e na educação do doente sobre esses riscos. Isto inclui a importância do consentimento informado, em que os doentes devem ser informados não só sobre os benefícios do tratamento, mas também sobre os possíveis efeitos adversos (76, 77, 78).

3.2.1 Higiene das mãos.

O agulhamento a seco (D&C) é um procedimento invasivo que acarreta determinados riscos, incluindo o risco de infecções associadas aos cuidados de saúde. Os agentes causadores destas infecções são diversos e incluem bactérias como Staphylococcus e E. coli, vírus como os da hepatite B e C, o vírus da imunodeficiência humana (VIH), fungos como Candida albicans, protozoários como o toxoplasma e priões que podem causar doenças como a doença de Creutzfeldt-Jakob (79).

Para compreender melhor a transmissão das doenças infecciosas, é útil referir o conceito de cadeia de infeção, que é composto por seis elementos essenciais: um agente infecioso, um reservatório (a zona onde se encontra o agente), uma porta de saída (o meio pelo qual o agente deixa o infetado), um meio de transmissão, uma porta de entrada (a forma como o agente entra no novo hospedeiro) e, finalmente, um hospedeiro suscetível que pode ser infetado. Este modelo é fundamental para desenvolver estratégias de prevenção eficazes (79,80).

As precauções padrão, desenvolvidas e publicadas pelos Centros de Controlo e Prevenção de Doenças, são um conjunto de orientações clínicas concebidas para prevenir a transmissão de agentes infecciosos. O seu principal objetivo é interromper a cadeia de infeção, centrando-se no modo de transmissão, na porta de entrada e no hospedeiro suscetível. Estas precauções exigem que os profissionais de saúde assumam que qualquer pessoa pode ser potencialmente infetada ou colonizada por microrganismos que podem ser transmitidos no contexto dos cuidados de saúde. Por conseguinte, devem aplicar uma série de práticas de trabalho para minimizar o risco de contaminação. Estas práticas incluem aspectos críticos como a higiene das mãos, a utilização de luvas, a preparação adequada da pele, o manuseamento seguro de agulhas e resíduos médicos e a prevenção de ferimentos com agulhas (80).

A higiene das mãos é considerada a intervenção mais importante para prevenir a transmissão de infecções. As recomendações relacionadas com a higiene das mãos foram classificadas em três categorias, de acordo com o nível de evidência que as suporta (81):

- A categoria I refere-se a provas sólidas apoiadas por estudos experimentais, clínicos ou epidemiológicos.
- A categoria II inclui resultados sugestivos de estudos clínicos ou epidemiológicos.
- A categoria III baseia-se em recomendações de prestadores de cuidados especializados com base na sua experiência.

Para uma higiene eficaz das mãos, é essencial que as unhas sejam curtas e estejam perfeitamente arranjadas. As unhas postiças, os extensores de unhas e a utilização de verniz ou esmalte devem ser evitados. Além disso, é aconselhável retirar todas as jóias ou bijutarias das mãos e dos pulsos, com exceção das alianças de casamento, e as mangas das camisas devem ser curtas ou enroladas. A descontaminação das mãos é efectuada preferencialmente com água e sabão adequados, embora se as mãos estiverem visivelmente limpas de contaminantes, possa ser utilizado um gel ou uma solução alcoólica adequada. A descontaminação das mãos é recomendada em várias situações específicas, como quando as mãos estão visivelmente sujas, antes e depois de cada contacto com o doente, no início e no fim de cada turno de trabalho, depois de retirar as luvas, ao sair de uma área contaminada, depois de utilizar equipamento ou materiais sujos, depois de realizar funções corporais pessoais e antes de manusear alimentos (80, 81).

A atenção à técnica de descontaminação das mãos é crucial, uma vez que, apesar da sua aparente simplicidade, os profissionais de saúde aplicam frequentemente técnicas incorrectas. A lavagem convencional das mãos com sabão pode remover a sujidade visível, mas é frequentemente menos eficaz na prevenção da atividade dos microrganismos. As soluções alcoólicas para a lavagem das mãos, por outro lado, têm-se revelado mais eficazes neste aspeto. Verificou-se que os sabões antimicrobianos são mais eficazes do que os sabões convencionais, conseguindo uma redução estatisticamente significativa da atividade microbiana. No entanto, a utilização de álcool em géis é superior aos sabonetes antimicrobianos ou aos sabonetes suaves sem álcool (82, 83)

As recomendações para a lavagem correta das mãos com sabão são as seguintes em primeiro lugar, molhar as mãos com água; em seguida, aplicar uma quantidade adequada de sabão, conforme indicado pelo fabricante; esfregar as mãos vigorosamente durante pelo menos 15 segundos, certificando-se de cobrir todas as superfícies das mãos e dos dedos; enxaguar as mãos com água; secar com uma toalha de papel descartável de boa qualidade; usar a toalha para fechar a torneira e descartá-la num balde com pedal; e evitar usar água quente, pois pode aumentar a secura da pele e contribuir para a dermatite (82, 83).

Em alternativa, as mãos podem ser descontaminadas com uma solução de álcool ou gel para as mãos, desde que estejam visivelmente limpas. No entanto, é importante notar que a matéria orgânica pode inativar estas soluções, pelo que, se as mãos estiverem sujas, devem ser lavadas primeiro. Recomenda-se que a solução alcoólica tenha uma concentração de aproximadamente 70% de isopropanol, etanol ou n-propanol, uma vez que concentrações mais elevadas podem aumentar o risco de secura e dermatite. Sugere-se que as mãos sejam lavadas com sabão após cada 5-10 aplicações de gel alcoólico para reconstituir os emolientes da pele (82, 83).

Dado que os profissionais de saúde podem efetuar até 30 lavagens das mãos num único turno de trabalho, existe um risco significativo de irritação da pele e dermatite. A dermatite irritativa é uma resposta inflamatória não imunológica da pele a um agente externo, que pode tornar a pele mais suscetível à colonização por microrganismos. Por conseguinte, a prevenção e o tratamento de todas as formas de dermatite são cruciais para a segurança dos doentes e dos profissionais de saúde. Para prevenir a dermatite ocupacional no contexto dos cuidados de saúde, recomenda-se que se sigam as instruções do fabricante sobre a utilização de produtos de higiene das mãos, que se escolham produtos com um baixo potencial irritante e que se utilizem emolientes sempre que possível. Também é importante prestar atenção ao feedback dos profissionais sobre os produtos que utilizam, bem como utilizar loções para as mãos adequadas para ajudar a manter a hidratação e restaurar os lípidos da pele (79, 81).

3.2.2 Luvas.

A utilização de luvas é essencial no agulhamento seco, uma vez que evita o contacto com sangue e outros fluidos corporais, especialmente devido ao risco frequente de hemorragia. Embora alguns argumentem que as luvas podem afetar a sensibilidade ao toque, a sua utilização é obrigatória de acordo com os regulamentos, e devem ser descartáveis após cada utilização. Em caso de alergia ao látex, é preferível utilizar luvas de nitrilo. Além disso, após a remoção, as mãos devem ser lavadas para evitar o crescimento de bactérias. A desinfeção da pele do doente antes da punção não é geralmente necessária se esta estiver visivelmente limpa, de acordo com as recomendações da OMS. No entanto, em alguns países, é necessária a utilização de desinfectantes, como o álcool isopropílico, especialmente em áreas com maior risco de acumulação de humidade. Para os doentes imunocomprometidos, recomenda-se uma preparação mais rigorosa com soluções desinfectantes específicas, como o iodo a 2% em álcool. As agulhas e outros resíduos médicos devem ser eliminados de acordo com a regulamentação local, utilizando recipientes especiais para objectos cortantes. Estes devem estar facilmente acessíveis durante o procedimento, mas fora do alcance das crianças, e não devem ser enchidos acima da linha de segurança para evitar acidentes (82, 83, 84, 85).

As feridas por perfuração (LP) são um risco comum para os profissionais de saúde. Estes ferimentos podem transmitir agentes patogénicos perigosos, como o VIH e os vírus da hepatite B e C. Embora o risco seja menor com agulhas de filamento sólido, é crucial manter práticas corretas de higiene e de eliminação de resíduos. No caso de uma punção lombar, a ferida deve ser lavada imediatamente, o incidente deve ser comunicado e deve ser procurada assistência médica. Para prevenir estas lesões, os profissionais devem controlar cuidadosamente a utilização e a eliminação das agulhas, evitar interrupções e trabalhar em condições óptimas. Além disso, devem ser vacinados contra a hepatite A e B. Não só os profissionais, mas também os doentes e as suas famílias estão em risco se as agulhas não forem corretamente eliminadas, pelo que é essencial manter um ambiente seguro (82, 83, 84, 85).

3.2.3 Segurança durante o procedimento.

O agulhamento a seco (PD) é um procedimento invasivo que pode estar associado a efeitos adversos. A educação dos doentes e uma boa comunicação com o médico são essenciais para uma prática segura e eficaz. A dor após o agulhamento a seco, conhecida como desconforto pós-tratamento (MTT), é comum e pode durar de 1 a 4 dias. Este desconforto é mais comum com o agulhamento a seco de pontos de gatilho profundos (DTP) e menos provável com o agulhamento a seco superficial (SDT). Os doentes devem ser informados sobre estes possíveis desconfortos para evitar preocupações desnecessárias. É importante comunicar com o doente para ajustar o tratamento de acordo com a sua tolerância. Se o doente sentir uma dor persistente e aguda durante a inserção da agulha, esta deve ser removida e reposicionada numa área próxima. A dor aguda ou eléctrica pode indicar que a agulha tocou num nervo ou num vaso sanguíneo, caso em que deve ser retirada imediatamente e aplicada pressão para controlar uma possível hemorragia (78, 88).

O hematoma é um efeito adverso comum. Para reduzir a sua ocorrência, é essencial evitar a punção de vasos sanguíneos e aplicar pressão manual após a remoção da agulha. Em caso de hemorragia cutânea, deve fazer-se pressão e, se necessário, aplicar gelo. Podem ocorrer desmaios durante o tratamento devido a factores como a dor, o stress ou a fobia de agulhas. Para evitar esta situação, o doente deve ser tratado numa posição deitada. Manter uma comunicação constante e evitar técnicas agressivas. Se o doente apresentar sinais de tonturas ou sudação, retirar a agulha e considerar a possibilidade de elevar as pernas (78, 88).

Embora o risco de infeção seja baixo, é importante seguir protocolos de higiene rigorosos. O local da punção deve ser inspeccionado antes e depois do tratamento para identificar possíveis sinais de infeção (dor, vermelhidão, febre, etc.). Nas punções junto ao tórax, existe um risco baixo, mas potencial, de pneumotórax. Em caso de suspeita, o doente deve ser levado ao serviço de urgência. Alguns doentes podem sentir cansaço ou sonolência após a PS. Devem ser aconselhados a não conduzir ou utilizar máquinas até estes sintomas desaparecerem (78, 88).

4. TÉCNICAS DE AGULHAMENTO A SECO

4.1 Classificação e modalidades de SP.

O agulhamento seco (PD) é uma técnica utilizada para tratar os pontos-gatilho miofasciais (MTrPs) e tem diferentes modalidades. Estas podem ser classificadas de acordo com vários critérios, tais como a ferramenta utilizada, o tipo de estimulação, a profundidade da inserção da agulha, o modelo concetual em que a técnica se baseia ou o profissional que a executa. No entanto, o critério mais comummente utilizado é a profundidade da agulha em relação ao MMP. Existem duas grandes categorias: agulhamento seco superficial (SDT) e agulhamento seco profundo (DDP). Na PSS, a agulha não penetra no PGM, enquanto na PSP a agulha penetra no PGM. No que respeita às modalidades, as mais conhecidas são:

Para a PSS é utilizada a técnica de Peter Baldry, em que a agulha é inserida nos tecidos subcutâneos sem atingir o PGM. Esta técnica demonstrou ser eficaz na redução da dor e da hiperalgesia associadas aos PGM, mesmo nos músculos profundos. Caracteriza-se por deixar a agulha na pele durante 30 segundos e, se a dor persistir, o tempo de inserção pode ser prolongado ou pode ser aplicada estimulação adicional (56, 89, 90).

Outra técnica é a punção subcutânea de Fu, que requer agulhas específicas e tem como objetivo mobilizar a agulha no tecido subcutâneo a uma certa distância do MMP. Este movimento é repetido várias vezes e o cateter utilizado pode ser deixado no interior do corpo durante várias horas (89, 90, 91, 92, 93).

Na PSP, a técnica de Hong de entrada e saída rápidas, que procura obter respostas locais de contração (REL) através da rápida inserção e retirada da agulha do MMP, é particularmente notável. A REL é um indicador da eficácia do tratamento, e o número de inserções depende da tolerância do paciente (89, 90, 91, 92, 93).

Outra técnica que pode ser encontrada é a estimulação intramuscular de Gunn. Esta abordagem diagnóstica e terapêutica centra-se no tratamento da dor crónica, sugerindo que os pontos de gatilho miofasciais (MTPs) são o resultado de radiculopatias ou distúrbios do sistema nervoso. Utiliza agulhas de acupunctura inseridas e manipuladas com um injetor, fazendo entradas e saídas rápidas e torções em ambos os sentidos para provocar uma resposta de libertação de endorfina (REL) ou dor referida. Se a dor não desaparecer ou aumentar, recomenda-se a interrupção da técnica (89, 90, 91, 92, 93).

A técnica de entrada e saída rápida com rotação é a adaptação da técnica de inserção múltipla, concebida para facilitar a inserção da agulha sem a dobrar. A agulha é rodada aquando da inserção e da retirada e é descrita mais pormenorizadamente no capítulo correspondente (89, 90, 91, 92, 93).

A técnica de torção da agulha é uma proposta de alternativa menos agressiva para os doentes sensíveis. Baseia-se na manipulação da agulha por torção, uma prática clássica da medicina tradicional chinesa. A eficácia é avaliada através da dor REL ou referida, que indica a localização correta do PGM. Se o alívio não for alcançado, a direção da agulha pode ser alterada e o procedimento repetido (89, 90, 91, 92, 93).

Em comparação com as agulhas de acupunctura convencionais e os exercícios de auto-alongamento, a técnica de agulhamento profundo a seco com mini-agulhas de bisturi mostrou resultados significativamente superiores no tratamento da MGP. A agulha mini-scalpel, que é mais grossa e tem uma ponta afiada, é utilizada em casos que não respondem a outros tratamentos. No entanto, são necessárias mais evidências para justificar a sua utilização generalizada devido ao seu carácter mais agressivo (89, 90, 91, 92, 93).

No que diz respeito à eletropunctura seca, esta actua através de vários mecanismos que justificam a sua eficácia. Em primeiro lugar, postula-se que a corrente eléctrica tem a capacidade de provocar a destruição dos miócitos à volta da agulha, para além da lesão mecânica já provocada pela própria agulha. No entanto, é importante ressaltar que essa teoria ainda precisa ser validada por mais pesquisas para determinar a extensão dessa destruição e a dose necessária para que ela ocorra. Outro mecanismo interessante é a lavagem de substâncias sensibilizantes. Durante a aplicação da eletropunctura seca, são induzidas contracções musculares pequenas mas visíveis quando o limiar excitomotor é ligeiramente ultrapassado. Estas contracções podem facilitar um efeito de "lavagem" das substâncias sensibilizantes acumuladas na zona, semelhante ao que se observa nas técnicas de relaxamento (REL) utilizadas no agulhamento seco. Além disso, as contracções provocadas pela corrente eléctrica contribuem também para o alongamento local dos sarcómeros encurtados nos pontos-gatilho miofasciais (MTrP). Este alongamento ajuda a normalizar o comprimento do músculo, o que, por sua vez, melhora a função muscular. Em conjunto, estes mecanismos fazem da eletropunctura seca uma ferramenta promissora no tratamento das disfunções musculares (89, 90, 91, 92, 93).

4.2 Mecanismos e efeitos da SP.

4.2.1 Mecanismos de ação dos PS.

O agulhamento seco superficial (PSS) e o agulhamento seco profundo (PED) são duas técnicas utilizadas no tratamento da dor miofascial e, embora ambas envolvam a inserção de uma agulha, os seus mecanismos de ação são diferentes. A PSS foca-se na estimulação da superfície dos tecidos sem atingir os pontos de gatilho miofasciais (MTrPs), o que significa que os seus efeitos não são justificados apenas por factores mecânicos. Em vez disso, procura-se compreender a sua eficácia através da neurofisiologia e dos mecanismos endógenos que modulam a dor (56).

Um dos mecanismos mais relevantes na ESP é a estimulação das fibras nervosas A-beta, que são activadas quando a agulha é inserida nos tecidos acima do PGM. Esta ação pode bloquear a transmissão de impulsos nociceptivos provenientes das fibras musculares do tipo IV, responsáveis pela dor miofascial. Esta ação pode ser direta, através de interneurónios inibitórios na medula espinal, ou indireta, através de sistemas descendentes que utilizam opióides, serotonina e noradrenalina para inibir a perceção da dor. Além disso, é ativado o controlo inibitório difuso da nocicepção, que também pode ser ativado por fibras C periféricas, contribuindo para a redução da dor (56).

A teoria do controlo da porta, proposta por Melzack e Wall, sugere que a estimulação das fibras nervosas A-beta de grande diâmetro fecha a "porta" de transmissão da dor para o sistema nervoso central. Embora tenha sido revista ao longo do tempo, a essência desta teoria persiste e é considerada fundamental para compreender como a ESP pode reduzir a perceção da dor. Por outro lado, a ação sobre o sistema nervoso autónomo é outro mecanismo em investigação. Verificou-se que este sistema pode modular a atividade dos PGMs, e estudos em animais sugerem que a estimulação simpática pode aumentar a libertação de acetilcolina, o que pode contribuir para a diminuição da tensão e melhoria da mobilidade dos músculos afectados (93).

No que diz respeito à PSP, esta técnica não só induz a PSS, mas também visa os PGM, provocando respostas que se traduzem em mecanismos de ação adicionais. Um dos mecanismos propostos é o "washout" de substâncias sensibilizantes nos PGMs. Ao provocar uma resposta de libertação de endorfina (REL) através do agulhamento, tem sido demonstrado que diminui as concentrações de compostos como a bradicinina e a substância P, que são responsáveis pela sensibilização e perpetuação da dor. Este "washout" pode estar relacionado com um aumento do fluxo sanguíneo que facilita a eliminação destas substâncias e melhora a fisiologia da placa motora. Outro mecanismo da PSP é a elevação do pH na área do PGM, o que é fundamental, pois um pH ácido está associado à sensibilização da dor. Estudos demonstram que, após um desafio de REL, o pH dos PGM activos aumenta, aproximando-se dos níveis musculares normais, o que poderia ajudar a normalizar a função da placa motora (56, 93, 94).

Além disso, foi proposto que a estimulação do PGM pode interromper o "circuito PGM", restaurando o controlo do sistema nervoso central sobre a área afetada e contribuindo para a libertação de endorfinas. Também foi observado que a punção pode causar laceração mecânica de miócitos e placas motoras, o que pode levar à regeneração e reorganização funcional dos tecidos afectados (56, 93, 94).

O estiramento local das estruturas citoesqueléticas contraídas é outro mecanismo sugerido, em que a agulha provoca um estiramento que pode contribuir para a normalização do comprimento dos sarcómeros, melhorando a função muscular. Finalmente, os efeitos sobre o fluxo sanguíneo e a ação anti-inflamatória após a punção são mecanismos adicionais que realçam a complexidade da PSP. Foi observado que esta técnica pode melhorar a oxigenação e o fluxo sanguíneo nos músculos, o que é essencial para contrariar a hipoxia que caracteriza os PGM (56, 93, 94).

Em suma, a ESP e a PSP apresentam um conjunto de mecanismos de ação que ultrapassam os meramente mecânicos, envolvendo interações complexas entre os sistemas nervoso, vascular e imunitário, o que explica os seus efeitos analgésicos e terapêuticos no tratamento da dor miofascial. Estes resultados convidam a uma investigação mais aprofundada sobre a eficácia e os mecanismos subjacentes a estas técnicas, nomeadamente em termos da sua comparação com o placebo e da sua possível combinação com outras modalidades de tratamento.

4.2.2 Efeitos no tecido conjuntivo.

O agulhamento seco utiliza agulhas finas e filiformes para interagir com o tecido conjuntivo do corpo. A eficácia destas técnicas está relacionada com o pequeno diâmetro das agulhas (normalmente inferior a 300 mm), que permite uma interação específica com o tecido, criando o que se designa por "bola ou redemoinho" de colagénio à volta da agulha. Este fenómeno ocorre quando as agulhas são rodadas, fazendo com que os feixes de colagénio adiram e rodem com elas, o que aumenta a ligação mecânica entre a agulha e o tecido. O mecanismo de ação é realizado por (53, 93, 94, 95, 96):

- Rotação da agulha: Ao rodar a agulha, é gerado um estiramento específico do tecido conjuntivo, afectando principalmente as camadas subcutânea e intermuscular, com um impacto mínimo na pele.
- Estiramento sustentado: Quando a agulha é deixada no local após a rotação, a bola de colagénio não se desfaz imediatamente, permitindo que um estiramento localizado seja mantido durante vários minutos.

- Medição e quantificação: Foram desenvolvidas técnicas como o agulhamento robótico por acupunctura e a elastografia por ultra-sons para quantificar os emaranhados do tecido conjuntivo e as deslocações dos tecidos induzidas pela manipulação da agulha.

O tecido conjuntivo responde constantemente a forças mecânicas, e este tipo de estimulação pode induzir respostas viscoelásticas, dependendo da sua composição e organização. O estiramento sustentado do tecido para além da sua amplitude habitual pode levar a (53, 93, 94, 95, 96):

- Relaxamento viscoelástico: Inicialmente, a tensão no tecido é reduzida, seguida de uma reorganização molecular na matriz de colagénio que restabelece o equilíbrio da tensão.
- Alterações nos fibroblastos: Estas alterações na forma das células (achatamento e expansão) são respostas activas que podem resultar na remodelação do citoesqueleto e numa maior redução da tensão do tecido.

Embora existam muitas provas que sugerem que a estimulação manual com agulhas influencia o sistema nervoso, ainda há poucos conhecimentos sobre a ligação mecânica entre a agulha e o sistema nervoso. A possibilidade de o enrolamento do colagénio ser um mecanismo importante para a transmissão de sinais mecânicos é apoiada por estudos em que a manipulação da agulha perde eficácia analgésica quando a ligação colagénio-tecido é interrompida. Alguns estudos sugerem uma correspondência entre os meridianos de acupunctura e o tecido conjuntivo, indicando que os pontos de acupunctura podem estar localizados em áreas de tecido conjuntivo mais denso ou mais profundo, o que pode explicar as diferenças na resistência à extração da agulha nesses pontos em comparação com os pontos de controlo (53, 93, 94, 95, 96).

4.2.3 Efeitos na fáscia muscular.

O termo "miofascial" foi cunhado por Janet Travell em relação aos pontos de gatilho (PG), que são áreas hipersensíveis nos músculos que podem gerar dor referida. No entanto, a literatura científica e os textos seminais de Travell e Simons sobre os PGs tendem a apresentar os músculos como estruturas isoladas e autónomas com origens e funções claramente definidas. Esta visão simplista não reflecte a complexidade da inter-relação entre os músculos e as estruturas fasciais que os rodeiam, uma relação que é crucial para compreender a etiologia da dor miofascial. A fáscia é classificada em dois tipos principais: fáscia superficial e fáscia profunda. A fáscia superficial é composta por tecido conjuntivo frouxo, que se encontra logo abaixo da pele e contém colagénio, elastina e tecido adiposo. Em contrapartida, a fáscia profunda é mais densa e envolve os músculos, os nervos, os vasos sanguíneos e os órgãos, não contendo tecido adiposo. A separação entre a fáscia profunda e os músculos é proporcionada por uma camada de tecido conjuntivo frouxo que contém hialuronano, um composto que facilita o deslizamento entre as camadas, essencial para permitir um movimento adequado e reduzir a fricção durante a contração muscular (53, 93, 94, 95, 96).

As camadas fasciais que envolvem o músculo são compostas pelo epimísio, perimísio e endomísio. O epimísio envolve os músculos específicos e liga-se diretamente ao perimísio, que agrupa os feixes de fibras musculares. O endomísio, por sua vez, envolve cada fibra muscular individualmente, desempenhando um papel vital na flexibilidade e na transmissão de força ao longo das miofibrilas. A tensão na fáscia profunda é mantida por numerosas inserções musculares, permitindo que os músculos distribuam algumas das suas forças contrácteis pelas estruturas fasciais. Esta interação não só aumenta a estabilidade da articulação, como também facilita o movimento coordenado entre diferentes grupos musculares (53, 93, 94, 95, 96).

Uma descoberta interessante é que, embora alguns músculos possam ter fortes ligações mecânicas com os seus músculos agonistas, a transmissão de força nem sempre é influenciada por alterações no comprimento destes músculos. Isto sugere que os mecanismos utilizados para transmitir a força podem variar entre diferentes músculos, complicando ainda mais a nossa compreensão da função muscular e fascial. No contexto do agulhamento seco, que envolve a inserção de uma agulha num PG, é fundamental considerar como este procedimento afecta não só os PGs, mas também as estruturas fasciais circundantes. O agulhamento seco assemelha-se a um tratamento por injeção e, uma vez que a agulha tem de atravessar a fáscia superficial e profunda para chegar ao PG, é essencial investigar a forma como estes tratamentos interagem com as estruturas fasciais. Langevin e colegas propuseram que a rotação de agulhas de filamento sólido pode causar estiramento interno nos tecidos. Sugeriram também que pode existir um acoplamento entre a agulha e os tecidos do corpo, possivelmente mediado pela tensão superficial e pela atração eléctrica, embora esta última possa ser relativamente fraca (96).

A dor miofascial está associada à presença de bandas apertadas, que são palpáveis perpendicularmente à direção das fibras musculares. Isto levanta a hipótese de que as restrições na fáscia, particularmente no perimísio, poderiam contribuir para a formação destas bandas apertadas. De facto, verificou-se que o perimísio responde a alterações na tensão mecânica mais do que outros tecidos conjuntivos intramusculares, indicando uma relação significativa entre a fáscia e a experiência da dor. Estudos recentes sugerem que as alterações na densidade do tecido conjuntivo laxo na fáscia profunda, bem como a hidrodinâmica do hialuronano, podem ser factores que contribuem para o desenvolvimento da dor miofascial (53, 93, 94, 95, 96).

Apesar da importância do tema, a investigação sobre o papel da fáscia nos PGs e na dor miofascial tem sido escassa. Muitas questões permanecem sem resposta, como por exemplo, quais os efeitos do agulhamento seco nas aderências fasciais, áreas de densificação, tecido cicatricial e desenvolvimento de força e flexibilidade. Há uma necessidade urgente de estudos que definam em pormenor as interações entre os PGs, os músculos e as fáscias para melhor compreender o seu papel na dor miofascial. Compreender a relação entre a fáscia e os pontos de gatilho é fundamental para desenvolver tratamentos mais eficazes. A interconexão entre os músculos e a fáscia é complexa e deve ser integrada na prática clínica para tratar adequadamente a dor associada aos PGs. Ao reconhecerem o papel crucial das estruturas fasciais, os profissionais de saúde podem otimizar a sua abordagem terapêutica, melhorando potencialmente os resultados para os seus doentes (53, 93, 94, 95, 96).

4.3 Princípios e procedimentos de aplicação das boas práticas em PS.

4.3.1 Antecedentes médicos.

A história clínica é o primeiro passo essencial para garantir um tratamento eficaz. Neste processo, o fisioterapeuta deve efetuar uma recolha exaustiva de informações sobre o doente. Isto inclui a história clínica, documentando condições pré-existentes, intervenções cirúrgicas anteriores e qualquer tratamento de fisioterapia recebido anteriormente. Além disso, é essencial registar os sintomas actuais, descrevendo em pormenor a sua natureza, duração e localização. Também deve ser efectuada uma avaliação física completa, analisando a amplitude de movimentos, a força muscular e a identificação de pontos de gatilho. Estas informações permitirão ao fisioterapeuta decidir qual a melhor intervenção terapêutica a adotar (97, 98).

4.3.2 Informação e consentimento dos doentes.

Uma vez recolhida a história clínica, é fundamental informar o doente sobre o tratamento proposto. Este processo de informação deve incluir uma explicação clara da técnica de agulhamento seco: como é realizada e quais são os objectivos a atingir. Para além disso, o fisioterapeuta deve enumerar as vantagens do tratamento, como a redução da dor e a melhoria da mobilidade. No entanto, também é importante discutir as desvantagens e os riscos associados, como a dor pós-procedimento ou possíveis hematomas. Ao assegurar que o doente está bem informado, cria-se uma relação de confiança que facilitará o processo. Dada a natureza invasiva do agulhamento a seco, é essencial obter o consentimento do doente. Este consentimento deve ser informado, o que significa que o doente deve compreender plenamente o que o procedimento implica. Recomenda-se que, após a explicação da técnica e dos seus possíveis efeitos, o paciente assine um formulário de consentimento. Este documento não só garante que o paciente compreendeu o procedimento, como também protege tanto o paciente como o fisioterapeuta em caso de eventualidade (99, 100).

Temos de reconhecer que recebi informações verbais claras e compreensíveis sobre o procedimento a efetuar em mim e que li este documento. Todas as minhas perguntas foram respondidas e compreendo todas as informações fornecidas. Por conseguinte, dou o meu consentimento voluntário para que o fisioterapeuta especializado em agulhamento seco efectue esta técnica em mim. Compreendo também que posso retirar o meu consentimento em qualquer altura sem qualquer explicação. A pedido, ser-me-á facultada uma cópia deste documento (101, 102).

Declaração de consentimento informado para PS.
FISIOTERAPEUTA
Nome
Apelido
Número de membro
Assinatura
PACIENTE
Nome
Apelido
DNI
Nome e apelido do tutor legal (se aplicável)
DNI do tutor legal
Assinatura

Tabela 4: Modelo de declaração de consentimento informado para a SP (101, 102).

4.3.3 Higiene.

A higiene é um aspeto crítico da prática da fisioterapia, especialmente em procedimentos invasivos. Antes de iniciar a punção, o fisioterapeuta deve cumprir todas as normas de higiene estabelecidas. Isto inclui a lavagem cuidadosa das mãos e, em muitos casos, a utilização de luvas descartáveis para criar uma barreira contra qualquer possível contaminação. A pele do doente na zona a tratar deve também ser desinfectada, utilizando um antissético adequado. A aplicação correta destas regras garante a segurança do doente e reduz o risco de infeção (103, 104).

4.3.4 Posicionamento do doente.

O posicionamento correto do doente é outro aspeto vital para um procedimento seguro. O fisioterapeuta deve certificar-se de que o doente está numa posição deitada confortável que permita um acesso fácil à zona a tratar. Esta posição não só beneficia o conforto do doente, como também permite ao fisioterapeuta trabalhar com mais facilidade e segurança. Para além disso, a utilização de almofadas ou suportes pode ajudar a garantir que o doente está o mais confortável possível durante o tratamento (105, 106).

4.3.5 Diagnóstico, localização e fixação segura do PGM.

Antes de proceder à punção, é imperativo confirmar o diagnóstico e a localização do ponto de gatilho muscular (MTP). Sem esta etapa, a punção pode tornar-se um procedimento arbitrário com resultados imprevisíveis. O fisioterapeuta deve certificar-se de que o MTrP está corretamente identificado e fixado numa posição que permita o acesso durante a punção. Este passo é crucial, pois garante que o tratamento é direcionado e eficaz (107, 108).

4.3.6 Execução.

Quando chega o momento de efetuar a punção, esta deve ser feita com a maior perícia possível. A inserção da agulha deve ser efectuada de forma controlada, evitando profundidades desnecessárias para minimizar o risco. Durante todo o processo, é essencial manter uma comunicação constante com o doente, perguntando-lhe sobre o seu conforto e quaisquer sintomas que possa estar a sentir. Isto não só garante que o doente se sente seguro, como também permite ao fisioterapeuta ajustar a sua técnica conforme necessário (107, 108).

4.3.7 Cuidados pós-PS.

Por último, uma vez efectuada a punção, devem ser tomadas algumas precauções para garantir o bem-estar do doente. É essencial aplicar técnicas de hemostase para estancar qualquer hemorragia no local da punção. Além disso, devem ser dadas instruções claras ao doente sobre os cuidados a ter com a zona tratada e as actividades a evitar após o procedimento. Um acompanhamento adequado é igualmente importante; a marcação de uma consulta subsequente permite avaliar a eficácia do tratamento e tratar quaisquer efeitos secundários que possam ter surgido (107, 108, 109, 110).

Em termos de procedimentos, o agulhamento seco requer uma abordagem pormenorizada e meticulosa para garantir a segurança do paciente e a eficácia do tratamento. Um dos primeiros aspectos a considerar é o posicionamento do doente, que deve estar numa posição reclinada para evitar complicações como o desmaio durante o tratamento. Para além disso, é essencial que o doente esteja posicionado de forma a facilitar a palpação e o acesso adequado ao músculo ou grupo muscular a tratar. A posição do doente pode variar entre supina, prona, lateral ou uma combinação destas posições, consoante a localização dos pontos de gatilho. O conforto do doente é crucial, pelo que podem ser utilizadas almofadas ou outros dispositivos para o apoiar e assegurar o seu relaxamento. É muito útil se o médico puder observar o rosto do doente durante a sessão de agulhamento seco, uma vez que isso facilita a comunicação fluida e permite ao médico avaliar a reação do doente aos procedimentos. No entanto, se tal não for possível, a comunicação verbal torna-se uma ferramenta indispensável para detetar qualquer desconforto ou sinais de aviso por parte do doente. Além disso, o médico deve certificar-se de que adopta uma postura ergonómica, que lhe permite não só realizar o tratamento de forma eficiente, mas também proteger-se de possíveis lesões ou tensões durante a punção. Este posicionamento corporal ajuda a reduzir os riscos associados à técnica e facilita o controlo de todo o processo. Em situações em que o doente é uma criança, ou se estiver acompanhado por outras pessoas, como pais ou tutores, é importante que estes também se sintam confortáveis. Não é raro que alguns acompanhantes se sintam desconfortáveis ou mesmo desmaiem ao observar o procedimento de agulhamento seco, pelo que o clínico deve estar preparado para gerir estes casos de forma adequada (107, 108, 109, 110).

Depois de o doente estar corretamente posicionado, a palpação é um passo essencial para a identificação exacta dos pontos de gatilho. Uma palpação cuidadosa permite a localização de áreas de dor e tensão muscular e, para isso, o clínico deve ter um excelente conhecimento de anatomia. Este conhecimento engloba as inserções musculares, os pontos anatómicos ósseos, a direção das fibras musculares, as camadas musculares, as estruturas neurovasculares e os órgãos internos que podem estar em risco, como a pleura ou os pulmões, dependendo da zona a tratar. O fisioterapeuta deve localizar o(s) músculo(s) a tratar através de uma combinação de observação visual e palpação meticulosa. É essencial evitar estruturas anatómicas vulneráveis, como nervos, vasos sanguíneos e órgãos importantes. A palpação deve ser precisa para identificar corretamente os pontos de gatilho, colocando o músculo sob tensão ideal para facilitar esta tarefa. Em alguns casos, pode ser pedido ao paciente que contraia os músculos para ajudar o fisioterapeuta a identificar melhor as direcções das fibras musculares e a diferenciar os músculos uns dos outros. Em termos de técnica de palpação, pode optar-se por uma palpação plana ou por uma técnica de palpação em pinça, consoante o que for mais adequado para a zona a tratar. A palpação em pinça é preferível em muitos casos, pois aumenta a segurança do procedimento. Uma vez identificados o ponto de gatilho e o músculo, e antes de proceder à punção, é importante assegurar que tanto o doente como o músculo estão completamente relaxados. Se o médico tiver dúvidas sobre a localização exacta da agulha ou sobre a anatomia do doente, especialmente nos casos em que a obesidade ou outras condições complicam a palpação, o médico não deve prosseguir com o agulhamento seco. Em caso de dúvida, é sempre melhor parar para evitar complicações (107, 108, 109, 110).

A técnica de agulhamento a seco em si envolve uma série de passos específicos que devem ser seguidos com exatidão. Devem ser utilizadas agulhas de monofilamento de alta qualidade, esterilizadas e de utilização única. Estas agulhas podem ou não ser utilizadas com um tubo guia, dependendo da preferência do médico e das necessidades do doente. As agulhas devem ser sempre armazenadas de acordo com as diretrizes do fabricante e não devem ter o prazo de validade expirado. O comprimento e o calibre da agulha variam de acordo com o tamanho do corpo do doente, o músculo a tratar e a profundidade necessária para a punção. Antes da inserção da agulha, é essencial seguir um protocolo de higiene rigoroso. O médico deve usar luvas, pelo menos na mão que efectua a palpação, embora seja preferível usar luvas em ambas as mãos. O músculo deve ser reidentificado antes da punção, e pode ser utilizada uma técnica plana ou de pinça para garantir a exatidão. A agulha é segurada apenas pela pega e introduzida através da pele utilizando o tubo guia, que é retirado quando a agulha está colocada. É essencial evitar tocar na agulha durante o processo para prevenir a contaminação (107, 108, 109, 110).

O fisioterapeuta deve conhecer bem as estruturas anatómicas próximas da zona a tratar. É fundamental evitar a penetração em estruturas vulneráveis, como nervos e vasos sanguíneos. Além disso, os movimentos involuntários do doente podem comprometer a segurança da punção, pelo que o clínico deve manter uma mão sobre o corpo do doente para controlar a situação. Dependendo da técnica de agulhamento a seco que está a ser aplicada, como o agulhamento superficial ou o agulhamento profundo, a agulha será inserida à profundidade adequada para atingir o ponto de gatilho. No caso do agulhamento profundo, a agulha é inserida lenta e continuamente dentro e fora do músculo, conhecida como técnica de agulhamento dinâmico, com o objetivo de induzir respostas locais de contração (107, 108, 109, 110).

É importante interromper imediatamente o procedimento se o doente sentir uma dor aguda, ardente ou eléctrica, uma vez que isso pode indicar que a agulha atingiu um nervo ou um vaso sanguíneo. Em alguns casos, pode ser utilizada uma técnica de agulhamento estático, em que a agulha é deixada no local durante um período de tempo específico e pode ser rodada para aplicar tensão mecânica na fáscia. Durante todo o procedimento, o médico deve manter uma comunicação constante com o doente, ajustando a intensidade do tratamento à tolerância do próprio. Em particular, durante o primeiro tratamento, é essencial assegurar ao doente que a técnica é tolerável e segura (107, 108, 109, 110).

Após a conclusão do tratamento, proceder à fase de pós-tratamento. Imediatamente após a remoção da agulha, o músculo tratado deve ser comprimido para controlar qualquer hemorragia, utilizando um pedaço de algodão ou gaze. Se houver sangue na pele, esta deve ser devidamente limpa com álcool e os materiais utilizados devem ser eliminados de forma segura. O fisioterapeuta deve informar o doente sobre os cuidados a ter após o tratamento, que podem incluir exercícios de alongamento suaves, a utilização de compressas quentes ou frias e possíveis modificações nas actividades diárias. Por fim, as agulhas usadas devem ser imediatamente eliminadas num recipiente seguro para objectos cortantes e seguir os regulamentos locais relativos à eliminação de resíduos médicos. A segurança e a comunicação contínua são pilares fundamentais para o sucesso do agulhamento seco e para a satisfação dos doentes (107, 108, 109, 110).

4.4 Lesões causadas por PS.

O agulhamento seco (DP) é uma técnica utilizada para tratar a síndrome da dor miofascial e baseia-se na libertação anormalmente elevada de acetilcolina, que gera contracções musculares localizadas. Estas contracções, localizadas imediatamente abaixo ou a poucos microns da zona sináptica, são conhecidas como "sítios activos" em estudos funcionais e "nós de contração" em análises histológicas. A acumulação destes locais activos forma um ponto de gatilho miofascial (MTrP), que pode ser detectado por palpação. A PS tem como objetivo eliminar estes MTrP para aliviar os sintomas de dor, mas a sua aplicação pode também causar danos nas fibras musculares e nervosas. As agulhas utilizadas na PS têm um diâmetro que varia entre 0,16 mm e 0,45 mm, consideravelmente maior do que o dos miócitos, que em média é de 40 µm. A inserção da agulha provoca lesão focal nos miócitos, classificada como laceração. Até à data, não existem estudos sobre a evolução celular da lesão por PS em músculos com PGMs, pelo que os dados disponíveis provêm de experiências em músculos de roedores saudáveis, especificamente o músculo levator atri longus, sujeitos a múltiplas punções (111, 112, 113).

A lesão muscular provocada pela PS caracteriza-se por um dano mecânico localizado, que se inicia com uma fase de degeneração desencadeada pela resposta inflamatória. Esta fase de limpeza remove os detritos celulares, que são depois substituídos pela regeneração muscular. Estes processos de degeneração, regeneração e reparação ocorrem simultaneamente, embora sejam descritos separadamente no texto. A rutura da membrana da fibra muscular permite a entrada de água na célula, o que provoca a libertação de produtos celulares para o meio extracelular. A PS também afecta os vasos sanguíneos, provocando o extravasamento de sangue para a zona lesionada. As substâncias intracelulares activam os mastócitos no tecido muscular, que libertam quimiocinas para a corrente sanguínea, atraindo as células inflamatórias. Inicialmente, os neutrófilos são as células predominantes, seguidos dos monócitos que se transformam em macrófagos, responsáveis pela fagocitose dos detritos celulares. Este processo é específico, pois atinge apenas os detritos necróticos e preserva a lâmina basal, que serve de suporte para as células satélites viáveis na formação de novas miofibras (111, 112, 113).

A acumulação de água na zona lesada provoca a inflamação das cisternas do sistema sarcoplasmático, que armazenam o cálcio para a contração muscular. A sobre-hidratação destas cisternas provoca a sua rutura, libertando cálcio que ativa contracções localizadas na zona da lesão e actua também sobre as proteases dependentes do cálcio (CANP), que degradam o aparelho contrátil. Com o passar do tempo, a regeneração muscular torna-se mais evidente, limitada à zona lesionada pela formação de uma banda de contração que actua como "firewall". Esta banda impede a propagação da lesão ao longo do miócito, assegurando que a maior parte da fibra muscular permanece intacta (111, 112, 113).

O processo de regeneração muscular baseia-se na ativação das células satélite, que são células estaminais musculares localizadas sob a lâmina basal dos miócitos. Estas células são activadas após a lesão, transformando-se em mioblastos, que se multiplicam e enriquecem a sua membrana com canais de cálcio. Os mioblastos fundem-se então para formar os miotubos, montando o novo aparelho contrátil com as extremidades sobreviventes do miócito lesado. Este processo pode demorar cerca de 7 dias em lesões menores, como as causadas por PS, período durante o qual as fibras musculares regeneradas tendem a ser atróficas, sendo designadas por fibras musculares jovens ou imaturas. Com a retoma da atividade contrátil normal, estas fibras adquirem o trofismo adequado. À medida que a regeneração muscular prossegue, os fibroblastos sintetizam proteínas e proteoglicanos para restaurar a matriz extracelular essencial para a integridade do tecido conjuntivo. Os fibroblastos, que são células residentes no endomísio, são activados tanto por agressões mecânicas como por substâncias intracelulares libertadas. Inicialmente, produzem colagénio de tipo III, seguido do colagénio de tipo I, que é difícil de remover e só se decompõe em pequenos fragmentos. A contração muscular facilita esta remoção e, a partir do sétimo dia após a punção, o colagénio é segmentado e fagocitado pelas células inflamatórias. Com o tempo, o excesso de colagénio é removido, restabelecendo as condições pré-lesão (111, 112, 113).

A PS pode causar lesão axonal, resultando em degeneração do segmento distal e perda de função devido à ativação de calpaínas axonais, que degradam os neurofilamentos. A reação inflamatória, mediada por macrófagos, facilita a fagocitose dos detritos axonais. Após a fagocitose do segmento distal, inicia-se o processo de reinervação, em que factores intracelulares e mitogénios promovem o crescimento axonal para se reconectar com o componente pós-sináptico. A taxa de reinervação é de 1-3 mm/dia, crucial para restaurar a função neuromuscular. No entanto, podem ocorrer complicações, como conexões aberrantes, e o sucesso depende da saúde do microambiente e do controlo da inflamação (111, 112, 113).

O agulhamento seco provoca uma lesão axonal limpa, o que favorece a reinervação rápida devido à proximidade entre o local da lesão e o miócito. A rapidez da reinervação está ligada ao transporte axoplasmático e à preservação da via glial, o que facilita o avanço do cone de crescimento axonal. A idade do doente é também um fator importante, uma vez que a regeneração tende a ser prejudicada nas pessoas mais velhas. Embora a PS evite normalmente danos no local ativo do nervo, pode afetar as fibras musculares fora da área sináptica. Estudos efectuados no músculo levator auris longus de ratos mostraram que, após múltiplas punções, a resposta inflamatória intensifica-se nas primeiras 24 horas, com regeneração muscular quase completa no prazo de 7 dias. A lesão dos nervos intramusculares leva a uma rápida desnervação do componente pós-sináptico, seguida de reinervação em três dias. Em geral, as punções repetitivas não afectam negativamente os processos de regeneração e reinervação muscular (111, 112, 113).

5. ELECTROESTIMULAÇÃO NOS PONTOS-GATILHO MIOFASCIAIS

A electroestimulação percutânea de pontos-gatilho miofasciais (EPS) ou electroestimulação seca (EPS) como alternativa mais simples e prática para uso clínico. A EPS envolve a aplicação de correntes eléctricas através de agulhas inseridas em pontos-gatilho miofasciais (MTPs) para tratar a síndrome de dor miofascial (MPS). Vários pontos importantes são destacados aqui (114, 115, 116, 117):

- Diferenças terminológicas: Embora sejam utilizados termos como PENS (estimulação eléctrica nervosa percutânea), PNT (terapia de neuromodulação percutânea) e electroacupunctura nas técnicas de estimulação eléctrica, o termo EPS distingue-se porque as agulhas são colocadas diretamente nos pontos de gatilho ou na banda tensa do músculo, enquanto outras técnicas estimulam áreas relacionadas, como os dermátomos ou os pontos de acupunctura tradicionais.
- Parâmetros de tratamento: Não existe um consenso claro sobre os parâmetros específicos para a aplicação da EPS, incluindo a localização da agulha, o tipo de corrente, a frequência, a duração do impulso, a intensidade e a duração do tratamento, factores que variam consoante o doente e a experiência clínica do terapeuta.
- Evidências científicas limitadas: apesar de alguns estudos sobre a HPS, existem poucas investigações e ensaios clínicos que estabeleçam de forma conclusiva a sua eficácia ou os seus parâmetros óptimos. Muitos estudos carecem de suficiente rigor metodológico (como grupos de controlo ou placebo), o que dificulta a extrapolação dos resultados obtidos em animais para os seres humanos.
- Aplicação e adaptabilidade: A EPS pode ser personalizada de acordo com as necessidades do doente, mas deve ser feita com precaução, respeitando as contra-indicações, que serão detalhadas noutras secções do texto.

Esta abordagem de electro-puntura seca é apresentada como uma técnica moderna e precisa no âmbito do tratamento fisioterapêutico invasivo da dor miofascial, diferenciando-a das técnicas de estimulação eléctrica mais amplas.

5.1 Parâmetros para a aplicação da estimulação eléctrica percutânea (PES) ou da electroestimulação seca (DPS).

Os parâmetros recomendados para a aplicação da electro-puntura seca (EPS) no tratamento dos pontos-gatilho miofasciais (MTrPs) incluem vários aspectos que devem ser ajustados de acordo com as necessidades do paciente e a resposta terapêutica observada. Estes aspectos são aqui descritos em pormenor (114, 115, 116, 117):

5.1.1 Colocação da agulha:

- Técnica bipolar:
  - Duas agulhas convergentes no PGM
  - Uma agulha no PGM e uma agulha na banda esticada fora do PGM.
  - Uma agulha de cada lado do PGM passa através da banda esticada, sem passar pelo PGM.
- Técnica monopolar: Colocação de uma agulha no PGM ligada ao elétrodo negativo e um elétrodo positivo adesivo nas proximidades.

5.1.2 Forma de onda.

- Bifásica simétrica: recomendada porque é mais bem tolerada pelos doentes e evita efeitos polares adversos nos tecidos.
- Assimétricas bifásicas ou monofásicas: tendem a causar desconforto devido à acumulação de iões sob as agulhas, mas não demonstraram afetar o alívio da dor.

5.1.3 Frequência.

- Frequências combinadas (por exemplo, 2 Hz com 15 Hz ou 2 Hz com 100 Hz), alternadas a cada 2,5 a 3 segundos.
- Frequências baixas (2 Hz): estimulam os receptores opióides μ e δ, aumentando a síntese de encefalinas e endorfinas.

- Altas frequências (100 Hz): activam os receptores κ-opióides e estimulam a libertação de dinorfinas.

5.1.4 Largura do impulso.

- Frequências elevadas: utilizar uma largura de impulso entre 80-100 μs.
- Frequências baixas: utilizar uma largura de impulso entre 200-250 μs.
- Deve ser ajustado para assegurar uma resposta motora sem causar dor.

5.1.5 Intensidade.

Recomenda-se uma intensidade elevada, que provoque uma sensação de batimento ou de latejamento juntamente com uma contração muscular tolerável mas indolor.

5.1.6 Tempo de tratamento

- Duração máxima de 30 minutos por sessão para otimizar o efeito analgésico e evitar o desenvolvimento de tolerância.
- Aplicações mais longas (mais de 30 minutos) podem reduzir a duração da analgesia.

5.1.7 Frequência do tratamento:

2-3 sessões por semana são consideradas óptimas, ajustando-as de acordo com a resposta do paciente.

O agulhamento seco deve ser aplicado de forma personalizada, com base nestes parâmetros e ajustado em função do conforto e da evolução do doente.

5.2 Contra-indicações para o RPE ou RPE.

Para além das contra-indicações gerais para o agulhamento a seco, devem ser tidas em conta as seguintes contra-indicações para o EPS (114, 115, 116, 117):

- Marcapasso cardíaco ou arritmias: É contraindicado, pois a estimulação elétrica pode interferir na função do marcapasso ou agravar arritmias instáveis. No entanto, estudos demonstraram que a

EPS em áreas remotas (como joelhos ou cotovelos) não gera campos eléctricos detectáveis no tórax.

- Gravidez: É absolutamente proibido durante os três primeiros meses devido ao risco de afetar o sistema nervoso e muscular do feto. Após o quarto mês, alguns autores consideram a sua utilização sob controlo, evitando a pélvis, o abdómen e a região lombar.
- Processos tumorais activos: O EPS está contraindicado nestas condições, uma vez que pode acelerar a formação de metástases.
- Infecções agudas: Não utilizar em caso de infecções locais activas, tuberculose ou septicemia.
- Doentes inconscientes: Trata-se de uma contraindicação absoluta, uma vez que estes doentes não podem comunicar desconforto ou incómodo.
- Epilepsia: Não deve ser aplicada estimulação forte ou de alta frequência, especialmente na cabeça. A estimulação em áreas remotas pode ser considerada, mas com extrema cautela.
- Hipertensão arterial: A estimulação intensa, especialmente em frequências elevadas, deve ser evitada, uma vez que pode agravar a condição.
- Seio carotídeo: O EPS não deve ser aplicado em áreas próximas do seio carotídeo devido ao risco de uma queda súbita da tensão arterial.
- Alterações da sensibilidade: Não aplicar em zonas com hipossensibilidade ou anestesia, uma vez que o paciente não será capaz de perceber as correntes eléctricas.
- Trombose ou tromboflebite: Evitar EPS em áreas com trombose ou tromboflebite para evitar o risco de embolia.
- Radioterapia recente: Evitar aplicar o EPS em áreas tratadas com radioterapia durante, pelo menos, 6 meses após a terapia devido à fraqueza dos tecidos.
- Feridas ou lesões cutâneas infectadas: Não aplicar nestas áreas para evitar a propagação da infeção.

- Hemorragias: A estimulação pode agravar a hemorragia devido às contracções musculares.
- Osteossíntese: Evitar a estimulação em zonas onde existam implantes metálicos, pois pode causar sensações estranhas ou incómodas.
- Cabeça em crianças com menos de 12 anos de idade: Contraindicado devido ao risco de convulsões.

A EPS é uma técnica que utiliza correntes eléctricas através de agulhas para tratar pontos de gatilho miofasciais. Recomenda-se a utilização de ondas bifásicas simétricas, frequência alternada, largura de pulso entre 100-250 µs e alta intensidade, sem causar dor. As sessões devem ser 2-3 vezes por semana, com um máximo de 30 minutos. Antes da aplicação, devem ser tidas em conta as contra-indicações da PS, bem como as contra-indicações específicas que a EEPP ou a EPS possam ter.

6. TRATAMENTO DA HIPERTONIA, DA ESPASTICIDADE E DAS PERTURBAÇÕES DE ORIGEM CENTRAL POR PS

A técnica de agulhamento seco (DOT) tem ganho interesse na reabilitação neurológica, embora com poucos estudos. Desde 2004, fisioterapeutas espanhóis têm relatado benefícios da PSP na hipertonia e espasticidade, sugerindo uma relação entre os pontos de gatilho miofasciais (MTrPs) e estas condições.

A técnica de agulhamento seco para hipertonia e espasticidade (DNHS) visa reduzir a hipertonia e a espasticidade em doentes com lesões do SNC. A hipertonia é definida como um aumento do tónus muscular, com componentes periféricos e centrais. Os PGM podem exacerbar a hipertonia, influenciando a biomecânica e o processamento sensorial no SNC. A DNHS demonstrou melhorias no controlo motor e na funcionalidade, e propõe-se que a desativação dos PGMs possa melhorar o processamento sensório-motor. Em conclusão, o agulhamento seco é apresentado como uma ferramenta eficaz para tratar a hipertonia e a espasticidade, complementando outros tratamentos como a toxina botulínica. A técnica de DNHS foi inicialmente concebida para tratar a hipertonia e a espasticidade. No entanto, a sua aplicação tem vindo a ser alargada para procurar alterações funcionais mais significativas, apoiando-se na análise do movimento e em testes de diagnóstico como a eletroencefalografia (118, 119, 120, 121, 122).

Quanto aos critérios essenciais de diagnóstico, estes foram adaptados da identificação dos Pontos de Gatilho Miofasciais (MTrPs). Em primeiro lugar, é fundamental identificar as bandas de aperto nos músculos acessíveis, concentrando-se na localização daquele que apresenta o maior grau de tensão. De seguida, é avaliada a existência de zonas nodulares, tendo em atenção qual delas é a mais sensível. Além disso, é efectuada uma avaliação do movimento e da função do paciente, o que permite obter uma imagem mais clara do seu estado. Por último, é considerada a restrição da amplitude de movimentos, avaliando tanto o aumento da resistência aos movimentos passivos como o desencadeamento de reflexos miotáticos. As observações confirmatórias complementam estes critérios. A identificação visual ou tátil de uma resposta global de contração (REG) ou libertação (REL) é procurada quando a agulha é inserida na área nodal. A libertação neural é definida como uma diminuição da atividade contrátil anormal do músculo, que ocorre normalmente após a ocorrência de uma REG ou REL. A eletromiografia também é utilizada para detetar atividade eléctrica espontânea no nódulo sensível (118, 119, 120, 121, 122).

Quanto ao procedimento de aplicação, a técnica é efectuada numa série de etapas adaptadas. Em primeiro lugar, o músculo é colocado numa posição de estiramento submáximo, o que facilita a palpação e a libertação neural. Em seguida, a agulha é sondada para a libertação neural, o que geralmente ocorre imediatamente após uma ERW ou REL. É importante manter a agulha no local por um curto período de tempo até que a libertação neural seja sentida. Finalmente, a agulha é retirada para o plano subcutâneo e a inserção é repetida, se necessário. O guia de aplicação sugere que se mantenha um intervalo de 7 a 10 dias entre as sessões para permitir uma reparação adequada das lesões neuromusculares. Geralmente, as melhorias são evidentes durante as primeiras 3 a 4 sessões de tratamento, com alterações mais visíveis após a quinta ou sexta sessão. Recomenda-se, portanto, a realização de lotes de 3 a 4 sessões, garantindo sempre um intervalo mínimo de 7 dias entre cada uma delas. Posteriormente, deve ser realizado um trabalho de reeducação global para ativar a musculatura tratada com a técnica DNHS, permitindo assim o início de um processo de melhoria contínua (118, 119, 120, 121, 122).

6.1 Indicações e contra-indicações para a DNHS.

A DNHS é indicada para músculos com resistência passiva aumentada, avaliada analiticamente, ou para músculos que, após uma avaliação funcional, dificultam determinadas funções motoras do paciente. Esta análise considera os pontos de gatilho miofasciais (MTrPs) como activadores ou perpetuadores de outros MTrPs. É dada especial atenção aos músculos sinérgicos do músculo afetado, actuando como agonistas ou antagonistas num movimento específico. A presença de PGMs no músculo afetado pode levar a uma sobrecarga ou excitação/inibição dos músculos relacionados, semelhante ao que se observa na síndrome da dor miofascial. Além disso, é examinada a relação entre músculos que partilham a mesma inervação ou segmentos da coluna vertebral. De acordo com a hipótese da técnica DNHS, isto pode gerar um efeito neuromodulador. A técnica é aplicada aos músculos funcionalmente alterados, aos seus agonistas e antagonistas, bem como aos que partilham a inervação, procurando um efeito neuromodulador. Conceptualmente, a DNHS não distingue entre PGM activos e latentes, uma vez que a dor não é o principal motivo de consulta nem o objetivo do tratamento. É estabelecida uma ordem ou uma hierarquia na avaliação do doente, abordando os músculos de acordo com a sua importância dentro dos limites do tempo ou da dor provocada pela punção. No entanto, dado que muitos doentes tendem a ter vários músculos afectados, dá-se prioridade ao tratamento daqueles que apresentam maior resistência ao movimento passivo, embora existam estudos que indicam a eficácia do tratamento de músculos sem esta caraterística, pois podem ser factores que activam ou perpetuam outros. Os músculos que melhor respondem à DNHS são aqueles com atividade muscular anormal e reflexos miotáticos exacerbados. Por outro lado, aqueles cuja avaliação sugere que a resistência ao estiramento passivo se deve à consolidação dos tecidos moles têm um prognóstico menos favorável, pois esta situação não é indicativa de DNHS (118, 119, 120, 121, 122).

No que diz respeito à resistência passiva ao movimento, os efeitos são geralmente mais significativos e duradouros nos membros superiores do que nos membros inferiores, possivelmente devido ao fator de carga nos membros inferiores. No entanto, as maiores melhorias funcionais são alcançadas nos membros inferiores, especialmente em doentes com melhor mobilidade ativa e função. As melhorias funcionais são consideradas mais fáceis de alcançar nos membros inferiores devido à sua maior representação cerebral, especialmente na mão (118, 119, 120, 121, 122).

As contra-indicações e os riscos da DNHS são semelhantes aos da punção de PGM. No caso de pacientes neurológicos, devem ser consideradas as contra-indicações relativas, como alteração da sensibilidade, uso de anticoagulantes e epilepsia. Nesses casos, pode-se optar por um tratamento inicial menos agressivo para observar a resposta do paciente. Em determinadas situações, recomenda-se a consulta com o médico especialista do paciente para discutir a relevância da contraindicação (118, 119, 120, 121, 122).

6.2 Hipóteses e fundamentos da técnica DNHS.

Encontrámos 3 hipóteses baseadas na técnica DNHS (118, 119, 120, 121, 122):

6.2.1 Hipótese 1: Reprogramação e modificação da informação aferente.

Investigações recentes sugerem que, nos casos de espasticidade, o processamento da informação aferente ao nível da medula espinal é inadequado, o que pode dever-se a uma diminuição da inibição pré-sináptica ou a alterações na inibição do neurónio motor. A ideia de que existe um problema na informação enviada pelo fuso neuromuscular foi excluída e a inibição recorrente foi considerada normal nestes pacientes. A técnica DNHS® poderia facilitar a reprogramação desta informação a partir do músculo esquelético, o que melhoraria o processamento e a resposta motora.

6.2.2 Hipótese 2: Neuromodulação do sistema nervoso central.

Sabe-se que um sistema sensibilizado pode apresentar alterações como um limiar de ativação mais baixo a estímulos externos. O agulhamento seco pode exercer um efeito neuromodulador em sistemas sensibilizados, como em doentes com lesões do sistema nervoso central (SNC). Isto pode facilitar a abertura de vias compensatórias, melhorando a função. Além disso, a técnica pode influenciar o reflexo miotático, que está diretamente relacionado com a espasticidade e a hipertonia, afectando tanto o músculo onde a punção é realizada como outros músculos segmentares ligados.

6.2.3 Hipótese 3: Loci activos e adaptações musculares.

A presença de loci activos nos PGMs pode ser causada por um aumento da acetilcolina (ACh), quer por excesso de libertação, quer por diminuição da atividade da acetilcolinesterase. Em doentes com lesão do neurónio motor superior, este fenómeno pode estar relacionado com a hipersensibilidade à desnervação, que contribui para a espasticidade. Este processo caracteriza-se por um aumento dos receptores de ACh na fibra muscular, aumentando a sensibilidade a este neurotransmissor. A combinação do aumento da concentração de ACh e do aumento da sensibilidade da fibra poderia explicar a resistência ao movimento passivo observada nestes doentes. A técnica poderia melhorar estes factores destruindo mecanicamente os miócitos e as placas motoras disfuncionais, o que diminuiria os níveis de ACh.

A técnica de agulhamento seco para hipertonia e espasticidade foi desenvolvida a partir da aplicação de agulhamento seco nos PGMs em pacientes com lesões do SNC, com o objetivo de reduzir a hipertonia e a espasticidade. Embora inicialmente focada na relação entre os PGMs e estes fenómenos, o seu foco principal é hoje em dia a melhoria da funcionalidade do paciente. Foram estabelecidos conhecimentos específicos sobre indicações, contra-indicações, critérios de diagnóstico e mecanismos de ação.

7. SENSIBILIZAÇÃO SEGMENTAR DA MEDULA ESPINAL NA DOR NEUROMUSCULO-ESQUELÉTICA

As síndromes de dor crónica, como a síndrome de dor miofascial e a fibromialgia, envolvem alterações neuroplásticas que afectam a excitabilidade neuronal e a estrutura da matriz da dor, alterando o limiar e a intensidade da dor. A ativação de nociceptores polimodais pode resultar na libertação de neurotransmissores que facilitam a sensibilização central, afectando o equilíbrio entre os mecanismos facilitadores e inibitórios da dor. Os pontos de gatilho miofasciais são causas comuns de dor neuromusculoesquelética crónica (123, 124).

A sensibilização segmentar da coluna vertebral (SES) é causada pela hiperatividade do corno dorsal na sequência de impulsos nociceptivos provenientes de tecidos danificados. Isto manifesta-se como alodinia e hiperalgesia em áreas específicas do corpo. A SSE pode persistir independentemente da causa inicial da dor, o que realça a importância de compreender a inervação segmentar para o diagnóstico e tratamento. A dor miofascial tem origem em pontos de gatilho em músculos tensos e está associada a sensibilização periférica e central. Embora se saiba que várias substâncias contribuem para a dor, a patogénese da dor miofascial é complexa. Ao contrário da dor aguda, a dor muscular é contínua, difícil de localizar e tende a causar alterações neuroplasmáticas que podem levar à cronicidade (123, 124).

A sensibilização, tanto periférica como central, é responsável pela transição da perceção normal para a perceção anormal da dor, que pode persistir sem um estímulo nocivo. Estudos em animais mostram que as aferências nociceptivas do músculo esquelético induzem alterações neuroplásticas mais significativas na medula espinal do que as dos nociceptores cutâneos. A estimulação contínua dos nociceptores musculares pode sensibilizar os neurónios do corno dorsal, resultando em alodinia, hiperalgesia e dor referida. A ativação sustentada dos nociceptores liberta neurotransmissores como o L-glutamato e a substância P, facilitando a ativação de receptores anteriormente inactivos. Isto resulta numa hiperexcitabilidade central, alterando a conetividade neuronal e expandindo os campos receptivos à dor na medula espinal, com alterações que podem ocorrer rapidamente (123, 124).

Os PGMs activos têm um meio bioquímico específico diferente dos PGMs latentes e do músculo saudável. Um estudo demonstrou que os doentes com PGMs activos no trapézio superior apresentavam níveis elevados de várias substâncias endógenas associadas à dor, como a substância P e o CGRP, mesmo em músculos distantes. Além disso, a provocação de uma resposta local de espasmo normaliza a concentração destas substâncias, sugerindo que a atividade bioquímica nos PGMs pode influenciar a sensibilização e a dor persistente (123, 124).

A facilitação espinal refere-se ao aumento da atividade dos neurónios na medula espinal devido a estímulos nociceptivos persistentes no corno dorsal. Normalmente, a ativação dos nociceptores primários é regulada por mecanismos inibitórios, mas a ativação continuada pode levar à morte dos neurónios inibitórios e à sensibilização dos neurónios de segunda ordem. Este fenómeno é caracterizado por (125, 126):

- Aumento do fluxo no corno ventral: Aumenta a atividade das células motoras, aumentando o tónus muscular.
- Aumento do fluxo no corno lateral: gera reflexos autonómicos que aumentam a atividade nociceptiva.
- Aumento do fluxo do corno dorsal: produz atividade eléctrica no nervo sensorial, conhecida como "reflexos da raiz dorsal".

Estes reflexos aumentam a produção e a libertação de neuropeptídeos, como a substância P e o CGRP, que podem agravar a inflamação local, causando dor e hiperalgesia. Para além disso, os segmentos espinais adjacentes podem ficar sensibilizados devido ao bombardeamento constante do sistema nervoso central. A estimulação nociva pode destruir os neurónios inibitórios de um segmento, fazendo com que o sinal nociceptivo active os neurónios desse segmento em lesões futuras, resultando num padrão de dor recorrente. Isto pode levar à sensação de "dor fantasma" em órgãos excisados, indicando que a dor pode persistir devido a alterações na conetividade neuronal (125, 126).

A sensibilização segmentar da coluna vertebral (SES) está comummente associada à dor músculo-esquelética, desempenhando um papel crucial na perpetuação da dor. Por exemplo, o envolvimento dos níveis torácicos (T1-T12) pode facilitar e manter a dor abdominal e os sintomas somatoviscerais, que muitas vezes imitam doenças gastrointestinais, como as úlceras pépticas. O desenvolvimento ou a ativação de pontos de gatilho miofasciais (MTrPs) é uma manifestação da SSE. A ativação destes MTrPs pode ser temporária, levando frequentemente à recorrência da dor se a disfunção segmentar não for tratada. A SSE caracteriza-se pela presença de alodinia, hiperalgesia e sensibilidade à pressão em áreas específicas inervadas por um determinado segmento da coluna vertebral (dermátomo, miótomo e esclerótomo). O diagnóstico da EES envolve (125, 126):

- Identificação da dor: pede-se ao doente que localize a sua dor e que classifique a sua intensidade numa escala de 1 a 10.
- Avaliação dermatológica: Técnicas como a raspagem da pele são utilizadas para identificar a hiperalgesia ou a alodinia. A aplicação de um algómetro de pressão ajuda a medir o limiar de dor por pressão (PTH) em diferentes músculos e áreas.
- Exame do miótomo e do esclerótomo: Os músculos e as estruturas relacionadas são examinados para detetar PGM e sensibilidade à dor.

Os resultados objectivos e quantificáveis podem orientar o médico na identificação dos tecidos envolvidos na dor crónica e na compreensão da gravidade da sensibilização.

O tratamento da EES envolve a identificação e a dessensibilização do segmento espinal afetado. Isto pode incluir (125, 126):

- Técnicas PS: Para tratar a sensibilização primária ou secundária.
- Identificação dos focos periféricos de nocicepção: O clínico deve abordar e eliminar os PGMs activos e outros geradores de nocicepção periférica que contribuem para a sensibilização central.

- Avaliação contínua: É importante avaliar a eficácia do tratamento através da redução subjectiva da dor e da melhoria objetiva dos achados segmentares.

A gestão eficaz da EES na clínica requer uma abordagem abrangente que combine a identificação dos segmentos espinais sensibilizados e o tratamento dos geradores de dor periféricos. Isto não só ajuda a aliviar a dor, como também melhora a função e a qualidade de vida do doente (127, 128).

A técnica de agulhamento seco paravertebral, desenvolvida por Fischer et al. centra-se na infiltração de lidocaína a 1% nos músculos paravertebrais, especificamente entre os processos espinhosos. Esta técnica envolve a utilização de uma agulha de 0,45 mm de diâmetro, concebida para atingir as camadas profundas do músculo sem tocar na lâmina vertebral. Processo de infiltração (127, 128):

- Inserção da agulha: A agulha é inserida numa direção sagital através dos músculos paravertebrais, atingindo a profundidade máxima sem tocar na lâmina.
- Aspiração: Antes da injeção, é feita uma aspiração para evitar os vasos sanguíneos.
- Injeção de anestésico: é injetado cerca de 0,1 ml de lidocaína e a agulha é retirada e redireccionada caudalmente até atingir 5 mm do reservatório.
- Repetição: Este processo é repetido na direção craniana.

As vantagens do PS:

- Menos invasivo: As agulhas de acupunctura são menos invasivas do que as agulhas hipodérmicas, causando menos inflamação e dor.
- Tratamento de vários segmentos: Podem ser tratados mais segmentos ao mesmo tempo, uma vez que não estão limitados pela dose de anestésico local.
- Maior precisão: As agulhas de acupunctura fornecem um melhor feedback cinestésico, tornando-as mais fáceis de manipular e colocar.

Embora a técnica mostre resultados positivos na redução da dor, as provas científicas continuam a ser limitadas. Não existem ensaios clínicos duplamente cegos e controlados por placebo que validem a eficácia do agulhamento seco paravertebral. No entanto, foram propostos estudos que sugerem que o agulhamento seco pode resultar numa menor dor pós-operatória e na redução da necessidade de analgésicos em doentes submetidos a artroplastia (127, 128).

O agulhamento seco paravertebral é uma técnica promissora que pode aliviar a dor neuromusculo-esquelética, especialmente em condições de sensibilização central. Compreender a SES (sensibilização segmentar da coluna vertebral) é crucial, uma vez que ajuda a identificar tratamentos inovadores e a abordar os factores que perpetuam a dor. A combinação de tratamentos, incluindo o agulhamento a seco, pode melhorar significativamente a qualidade de vida dos doentes (127, 128).

8. PS DE PONTOS-GATILHO NÃO MIOFASCIAIS (NMTP)

O agulhamento seco (PD) refere-se à inserção de uma agulha através da pele sem a introdução de fármacos, em contraste com a infiltração que envolve a utilização de fármacos. Este capítulo centra-se no SP de pontos-gatilho não miofasciais (NMTPs), enquanto os pontos-gatilho miofasciais (MTrPs) são tratados noutros capítulos do livro. É apresentada uma classificação das diferentes técnicas de BP, seguida de uma definição de MTrPs e das técnicas de tratamento mais comuns (129, 130).

Teoricamente, qualquer ponto que seja doloroso ao toque e não seja um PGM é classificado como um PGNM. Isto inclui (129, 130):

- Pontos de gatilho insercionais nos locais de fixação dos tendões.
- Pontos dolorosos nas bainhas, bursas, fáscias e ligamentos.
- Áreas de lesão devido a traumatismo.
- Pontadas nos tecidos subcutâneos.

Os PGNM podem ser desencadeados por respostas locais de espasmo devido à estimulação de um PGM ativo. Hong define os PGNMs como um conjunto de focos de sensibilização, com nociceptores sensibilizados devido à sensibilização central ou periférica. A PS nestes focos pode produzir analgesia por hiperestimulação e aliviar a dor, por vezes utilizando pontos de acupunctura que não são dolorosos (131, 132).

No que diz respeito ao tratamento, a acupunctura tradicional chinesa é uma das primeiras técnicas aplicadas para tratar a PGNM, uma vez que muitos pontos de acupunctura são pontos Ah-Shi, que estão localizados em tecidos não musculares. Ao aplicar a acupunctura, a agulha pode ser rodada ou pode ser aplicada estimulação eléctrica para aumentar a eficácia. Outras técnicas no tratamento de PGNM incluem (131, 132):

- PS com múltiplas inserções rápidas: Originalmente utilizada por Travell para infiltrar os PGM, esta técnica envolve múltiplas inserções rápidas de agulha para localizar e dessensibilizar os nociceptores. O seu objetivo é estimular um maior número de nociceptores sensibilizados através de movimentos rápidos, evitando danos nos tecidos e proporcionando um alívio imediato da dor.

- PS para libertação de tecidos moles: Esta técnica centra-se na manipulação de tecidos moles para libertar tensão e dor.
- PS com electroestimulação: Combina PS com estimulação eléctrica para aumentar o efeito analgésico.
- PS superficial: Aplica PS na superfície da pele, semelhante à acupunctura, embora normalmente não proporcione um alívio imediato e completo da dor.
- O PGNM PS, especialmente através da técnica de inserção rápida múltipla, centra-se no alívio da dor através do tratamento da fonte subjacente da dor, em vez de se concentrar apenas no PGM.

8.1 Mecanismos de SP no PGNM.

O agulhamento seco (PD) é uma técnica terapêutica que utiliza agulhas para tratar pontos de gatilho, com o objetivo de aliviar a dor. Foram propostos vários mecanismos para explicar como o SP pode alcançar este alívio (131, 132):

- Sistema inibitório da dor a jusante: Este sistema é um mecanismo intrínseco do organismo que controla a dor. Sugere-se que tanto a analgesia por hiperestimulação como a perturbação do "circuito PGM" actuam através deste sistema. De acordo com Melzack, a analgesia por hiperestimulação é o principal mecanismo terapêutico da acupunctura para o alívio da dor. Durante a PS, são geradas respostas locais de contração (REL), que são essenciais para o alívio imediato e completo da dor (93).
- Interrupção do círculo vicioso: Hong propõe que o principal mecanismo da PS é a interrupção do círculo vicioso do circuito PGM, que também pode incluir a ligação dos PGNMs aos circuitos de pontos de ativação na medula espinal.

- Estimulação dos nociceptores: Quando a PS é efectuada, os impulsos nervosos são enviados para as células do corno dorsal da medula espinal, o que pode quebrar o círculo vicioso do circuito PGM. A estimulação vigorosa dos locais sensíveis (nociceptores sensibilizados) é fundamental para conseguir um alívio ótimo da dor.

8.2 Aplicação da técnica PS para PGNM.

Devem ser tidas em conta as seguintes considerações práticas (133, 134):

- Tipo de agulhas: Recomenda-se a utilização de agulhas hipodérmicas com os seguintes tamanhos:
  - 0,50 mm x 40 mm para utilização normal.
  - 0,60 mm x 70 mm para tecidos espessos ou profundos.
  - 0,40 mm x 30 mm para tecidos finos e superficiais.
  - As agulhas de acupunctura também podem ser utilizadas, embora sejam mais difíceis de manusear e exijam prática. As agulhas devem ter uma espessura superior a 0,30 mm.
- Técnica de inserção: Antes de efetuar a punção, é essencial assegurar que foram exploradas outras terapias não invasivas e que foram removidas quaisquer lesões patológicas responsáveis pela dor. Durante a punção, a agulha é direcionada para a região mais sensível, movendo-se rapidamente para dentro e para fora. Deve ser evitado qualquer movimento lateral, assegurando que a ponta da agulha entra em contacto com o maior número possível de nociceptores sensibilizados. A velocidade de inserção da agulha deve ser de aproximadamente 20-30 mm/s.
- Pós-procedimento: Após a punção, deve ser aplicada compressão no local da penetração para evitar hemorragias excessivas e reduzir a dor pós-punção.

8.3 Tipos de técnicas de PS na PGNM.

Em termos de tipos de técnicas, podemos encontrar (133, 134):

- Técnica de entrada e saída rápidas com rotação: Chou et al. desenvolveram uma técnica recente conhecida como "entrada e saída rápidas com rotação" utilizando agulhas de acupunctura. Dado que as agulhas de acupunctura são flexíveis e o seu pequeno calibre dificulta o movimento rápido, Chou incorporou a rotação da agulha (enrolamento) para facilitar o movimento de entrada e saída, evitando que esta se dobre durante o procedimento. Esta técnica é especialmente útil em pessoas com fibromialgia, uma vez que o pequeno diâmetro da agulha minimiza a irritação dos tecidos, reduzindo a dor e o desconforto pós-punção, que muitas vezes se prolonga por vários dias nestes doentes. Para o procedimento, a técnica é efectuada com agulhas de acupunctura. A entrada e a saída rápidas são efectuadas com rotação simultânea da agulha para evitar a flexão.

- PS para libertação de tecidos moles: Para tratar problemas musculoesqueléticos crónicos que não respondem à fisioterapia ou à infiltração, é frequentemente necessária uma intervenção cirúrgica ou técnicas minimamente invasivas. Entre estas técnicas encontra-se o agulhamento seco para a libertação de tecidos moles. A técnica de Lin desenvolveu uma técnica menos invasiva para libertar os tecidos moles aderentes, utilizando uma cânula romba para injetar simultaneamente ácido hialurónico e anestésico local. Em alternativa, pode ser utilizada uma agulha seca normal, se aplicada lentamente. Relativamente ao procedimento, a agulha penetra na pele e avança lentamente para a região dolorosa. Além disso, é efectuado um movimento lateral para libertar as aderências dos tecidos moles. A presença de dor ou de resistência ao movimento da agulha indica a localização das aderências. Quando a resistência diminui, a agulha é retirada para a camada subcutânea e redireccionada para penetrar em diferentes trajectórias para libertar extensivamente os tecidos aderentes. Esta técnica é eficaz para libertar aderências tendinosas, muitas vezes relacionadas com pontos de gatilho miofasciais de inserção (MTrPs). As aderências mais comuns que podem ser tratadas incluem os tendões da coifa dos rotadores, os tendões do bíceps braquial, os músculos extensores e flexores do antebraço no cotovelo, e o tendão do quadríceps e o ligamento patelar.

As técnicas de agulhamento a seco com entrada e saída rápidas com rotação e o agulhamento a seco para libertação de tecidos moles são abordagens eficazes para tratar pontos de gatilho não miofasciais (NMTPs). Estas técnicas podem desencadear analgesia por hiperestimulação e, quando executadas corretamente, podem aliviar a dor e libertar aderências em tecidos como os tendões, os ligamentos e a fáscia.

REFERÊNCIAS BIBLIOGRÁFICAS

1. Simons, D.G., Travell, J.G., Simons, L.S. (2002). Myofascial pain and dysfunction: The trigger point manual. Metade superior do corpo, 2ed. Madrid: Editorial Médica Panamericana. ISBN: 9788479035754.
2. Simons D.G. (2004). Novos aspectos dos pontos-gatilho miofasciais: etiológicos e clínicos. J Musculoskelet Pain. 12(3-4): 15-21.
3. Iturriga, V., Bornhardt, T., Hermosilla, L. e Avila, M. (2014). Prevalência de Dor Miofascial nos Músculos Mastigatórios e Cervicais num Centro Especializado em Disfunções Temporomandibulares e Dor Orofacial. Int. J. Odontostomat, 8(3), 413-417.
4. Muñoz, J.P., Alpizar, E. (2016). Síndrome miofascial. Medicina legal de Costa Rica. 33(1).
5. Fleckenstein, J., Zaps, D., Ruger, L.J., Lehmeyer, L., Freiberg, F., Lang, P.M., etal. (2010). Discrepância entre a prevalência e a perceção da eficácia dos métodos de tratamento na síndrome da dor miofascial: resultados de um inquérito transversal a nível nacional. BMC Musculoskelet Disord. 11: 11-32.
6. Chien, J.J., Bajwa, Z.H. (2008). O que é a dor lombar mecânica e qual a melhor forma de a tratar? Current Pain and Headache Reports, 12(5): 406-411.
7. Fernández, C., Alonso, C., Miangolarra, J.C. (2007). Pontos gatilho miofasciais em indivíduos com dor cervical mecânica: Um estudo cego e controlado. Terapia Manual. 12(1): 29-33.
8. Sanita, P., De Alentar, F. (2009). A síndrome da dor miofascial como fator contribuinte em doentes com cefaleias crónicas. Journal of Musculoskeletal Pain. 17(1): 15-25.
9. Borg-Stein, J. (2002). Dor miofascial cervical e cefaleias. Current Pain and Headache Reports. 6(4): 324-330.
10. Lucas, K., Rich, P., Polus, B. (2008). A frequência dos pontos-gatilho miofasciais latentes nos músculos de posicionamento da escápula é muito elevada? Journal of Musculoskeletal Pain. 16(4): 279-286.

11. Affaitati, G., Costantini, R., Fabrizio, A., et al. (2011). Efeitos do tratamento de geradores de dor periférica em pacientes com fibromialgia. Jornal Europeu da Dor, 15(1): 61-69.

12. Mayoral, O., Salvat, I. (2021). Fisioterapia invasiva da síndrome da dor miofascial. Editorial médica panamericana. ISBN: 978-8491103950.

13. Martínez, J.M., Pecos, D. (2005). Critérios de diagnóstico e caraterísticas clínicas dos pontos-gatilho miofasciais. Fisioterapia. 27(2): 65-68.

14. Ruiz, M., Nadador, V., Fernández, J., Hernández, J., Riquelme, I., Benito, G. (2007). Dor de origem muscular: dor miofascial e fibromialgia. Revista sociedad española del dolor. 1: 36-44.

15. Estévez, E.A. (2001). Dor miofascial. MedUnab. 4(12).

16. Hernández, F.M. (2009). Síndromes miofasciais. Reumatologia clínica. 5(S2): 36-39.

17. Díaz, L. (2014). Cervicalgia miofascial. Revista médica clínica condes. 25(2): 200-208.

18. Niel, S. El libro conciso de los puntos gatillo: Manual profesional y de autoayuda (2017). Editorial Paidotribo. ISBN: 9788499106038

19. Hernández, F.M. (2009). Síndromes miofasciais. Reumatologia clínica. 5(S2): 36-39.

20. Simons, D.G. (1999). Critérios de diagnóstico da dor miofascial causada por pontos de gatilho. Journal of Musculoskeletal Pain. 7(1-2):111-20.

21. Hong, C.Z., Kuan, T.S., Chen, J.T., Chen, S.M. (1997). Dor referida provocada por palpação e por agulhamento de pontos-gatilho miofasciais: uma comparação. Arch Phys Med Rehabil. 78(9):957-60.17.

22. Hong, C., Chen, Y.N., Twehous, D.A., Hong, D.H. (1996). Limiar de pressão para dor referida por compressão no ponto de gatilho e áreas adjacentes. J Musculoske Pain. 4(3):61-79.

23. Moldofsky, H. (2001). Sleep and pain (Sono e dor) - Sleep Medicine Reviews. 5: 387-398.

24. Gil, E., Martínez, G.L., Aldaya, C., Rodriguez, M.J. (2007). Síndrome de dor miofascial da cintura pélvica. Revista sociedad española dolor. 5: 358-368.

25. González, I., Varas, A.B., García, S. (2003). Avaliação objetiva do tecido muscular após tratamento de pontos-gatilho miofasciais: Estudo de 20 casos. Revista iberoamericana fisioterapia kinesiología. 6(3): 109-123.

26. Araya, F., Rubio, D., Gutiérrez, H., Arias, L., Olguín, C. (2018). Agulhamento seco e alterações na atividade muscular em indivíduos com pontos-gatilho miofasciais: série de casos. Revista da sociedade espanhola da dor.

27. Delaune, V. (2013). Pontos de gatilho: Tratamento para aliviar a dor. Paidotribo. ISBN: 9788499109015

28. Borg, J., Simons, D. (2002). Myofascial Pain. Focused Review. 83(1): S40-47.

29. Tough, E.A., White, A., Richards, S., Campbell, J. (2007). Variabilidade dos critérios utilizados para diagnosticar a Síndrome de dor do ponto de gatilho miofascial - Evidência de uma revisão da literatura. The Clinical Journal of Pain. 23(3): 278-286.

30. Wolfe, F., Clauw, D., Fitzcharles, M., Goldenberg, R., Katz, R., Mease. P., et al. (2010). Os critérios de diagnóstico preliminares do American College of Rheumatology para a fibromialgia e a medição da gravidade dos sintomas. 62(5): 600-610.

31. Ruiz, M., Nadador, V., Fernández, J., Hernández, J., Riquelme, I., Benito, G. (2007). Dor de origem muscular: dor miofascial e fibromialgia. Revista da Sociedade Espanhola da Dor. 1: 36-44

32. Dommerholt, J., Fernandez, C. (2018). Agulhamento seco do ponto de gatilho: uma abordagem baseada em evidências e clínicas. 2ª edição. Elselvier. ISBN: 978-0702074165.

33. Dommerholt, J., Bron, C., Franssen, J. (2011). Pontos de gatilho miofasciais: uma revisão informada por evidências. O Jornal de Terapia Manual e Manipulativa. 14(4): 203-221.

34. Dommerholt, J., Mayoral, O., Gröbli, C. (2006). Trigger Point Dry Needling. O Jornal de Terapia Manual e Manipulativa. 14(4): 70-87.

35. Shah, J.P., Gilliams, E.A. (2008). Descobrindo o meio bioquímico dos pontos de gatilho miofasciais usando microdiálise in vivo: Uma aplicação dos conceitos de dor muscular à síndrome da dor miofascial. O jornal do trabalho corporal e das terapias de movimento. 12(4): 371-384.

36. Sikdar, S., Shah, J.P., Gebreab, T., Yen, R.H., et al. (2009). Novas aplicações da tecnologia de ultra-sons para visualizar e caraterizar pontos de gatilho miofasciais e tecidos moles circundantes. Arquivos de Medicina Física e Reabilitação. 90: 829-838.

37. Niraj, G., Collet, B.J., Bone, M. (2011). Injeção de ponto de gatilho guiada por ultrassom: primeira descrição das alterações visíveis na varredura de ultrassom no músculo que contém o ponto de gatilho. Revista britânica de anestesia. 107: 474-475.

38. Rha, D.W., Shin, J.C., Kim, Y.K., Jung, J.H., et al. (2011). Deteção de respostas locais de contração de pontos de gatilho miofasciais nos músculos lombares usando ultrassonografia. Arquivos de Medicina Física e Reabilitação. 90: 1576-1580.

39. Lewis, J., Tehan, P.A. (1999). Estudo piloto cego que investiga a utilização de ultra-sons de diagnóstico para detetar pontos de gatilho miofasciais activos. Pain. 79: 39-44.

40. Chen, Q., Bensamoun, S. F., Basford, J. R., Thompson, J. M., An, K. N., Ehman, R. L. (2007). Identificação e quantificação de bandas tensas miofasciais com elastografia por ressonância magnética. Arquivos de Medicina Física e Reabilitação. 88(12): 1658-1661.

41. Feng, S., Zhang, Z., Xu, S., Han, P., Yang, J. (2018). Elastografia ultra-sônica na avaliação de pontos-gatilho miofasciais. BioMed Research International. 1-8.

42. Turo, D., Otto, P., Shah, J. P., Heimur, J., Sikdar, S. (2015). Caracterização ultra-sônica do músculo trapézio superior em pacientes com síndrome da dor miofascial usando imagens de impulso de força de radiação acústica e elastografia de ondas de cisalhamento. Journal of Ultrasound in Medicine. 34(12): 2149-2160.

43. Sikdar, S., Shah, J. P., Gilliams, E. A., Gebreab, T., Gerber, L. H. (2009). Avaliação de pontos de gatilho miofasciais usando imagens de ultrassom e sonoelastografia de vibração. Arquivos de Medicina Física e Reabilitação. 90(11): 1829-1838.

44. Turo, D., Cassar, T., Harshbarger, D., Gebreab, T., Otto, P., Shah, J. P., et al. (2013). Caracterização ultra-sônica do músculo trapézio superior em pacientes com dor cervical crônica. Ultrassom em Medicina e Biologia. 39(12): 2520-2530.

45. Zhou, K., Hong, Y., Huang, Z., Tang, C., Wang, H., Zhou, Q. (2014). Caracterização de pontos-gatilho miofasciais em pacientes com dor no trapézio superior usando imagens de ultrassom. Jornal de Pesquisa e Desenvolvimento em Reabilitação. 51(6): 901-910.

46. Shah, J.P., Gilliams, E.A. (2008). Descobrindo o meio bioquímico dos pontos de gatilho miofasciais usando microdiálise in vivo: Uma aplicação dos conceitos de dor muscular à síndrome da dor miofascial. The Journal of Bodywork and Movement Therapies. 12(4): 371-384.

47. Chen, Q., Basford, J.R., An, K.N. (2011). Capacidade da elastografia por ressonância magnética para avaliar bandas esticadas. Clinical Biomechanics. 26(6): 610-615.

48. Jiang, W., Huang, Z., Yang, H., Wang, H., Zhou, K. (2015). Imagem por ressonância magnética e ultrassom de pontos-gatilho miofasciais. Jornal Americano de Medicina Física e Reabilitação. 94(1): 34-40.

49. Reeves, J.L., Jaeger, B., Graff. S.B. (1986). Fiabilidade do algómetro de pressão como medida da sensibilidade do ponto de gatilho miofascial. Pain, Elsevier. 24(3): 313-321.

50. Fischer, A.A. (1987). Carta ao editor. Pain, Elsevier. 28(3): 411-414.

51. Huang, Q.M., Ma, Y.T., Li, W. (2010). Avaliação de pontos de gatilho miofasciais usando termografia infravermelha: Uma revisão sistemática. Terapias Complementares em Medicina. 18(3-4): 144-149.

52. Sikdar, S., Shah, J.P., Gebreab, T. (2011). Avaliação quantitativa de pontos de gatilho miofasciais a partir de imagens termográficas usando técnicas avançadas de processamento de imagem. Journal of Bodywork and Movement Therapies. 15(2): 158-164.

53. Hidalgo, J., Torres, M., Mayoral, O., Sanchez, Z., Prieto, S. (2013). Termografia infravermelha para a deteção de pontos-gatilho miofasciais em pacientes com dor no pescoço. Física Médica. 40(7).

54. Alkhatib, B., Sultan, M.A. (2011). Termografia de infravermelhos na deteção de pontos de gatilho miofasciais activos. Jornal de Engenharia e Tecnologia Médica. 35(6-7): 311-318.

55. Associação Americana de Fisioterapia (APTA). (2012). Fisioterapeutas e o desempenho do agulhamento seco. 1-141.

56. Baldry, P. (2005). Acupunctura, pontos de gatilho e dor músculo-esquelética. 3ª ed. Churchill Livingstone. ISBN: 978-0443066443.

57. Hong, C.Z. (1994). Injeção de lidocaína versus agulhamento a seco em pontos de gatilho miofasciais: A importância da resposta local de contração. American Journal of Physical Medicine and Rehabilitation. 73(4): 256-263.

58. Cummings, T.M., White, A.R. (2001). Terapias de agulhamento na gestão da dor do ponto de gatilho miofascial: Uma revisão sistemática. Arquivos de Medicina Física e Reabilitação. 82(7): 986-992.

59. Tough, E.A., White, A.R., Cummings, T.M., Richards, S.H., Campbell, J.L. (2009). Acupunctura e agulhamento seco no tratamento da dor do ponto de gatilho miofascial: Uma revisão sistemática e meta-análise de ensaios clínicos randomizados. Jornal Europeu da Dor. 13(1): 3-10.

60. Kietrys, D.M., Palombaro, K.M., Azzaretto, E. (2013). Eficácia do agulhamento seco para a dor miofascial do quarto superior: Uma revisão sistemática e meta-análise. Journal of Orthopaedic and Sports Physical Therapy, 43(9): 620-634.

61. Peuker, E.T., White, A. (1999). Anatomia para a prática clínica da acupunctura. Anatomia Clínica. 12(3): 174-182.

62. Ernst, E., White, A.R. (2001). Estudos prospectivos sobre a segurança da acupunctura: uma revisão sistemática. American Journal of Medicine. 110(6): 481-485.

63. Cummings, T.M., Baldry, P. (2007). Dor miofascial regional: Diagnóstico e gestão. Melhores Práticas e Investigação em Reumatologia Clínica. 21(2): 367-387.

64. Aldlyami, E., Kulkarni, A., Reed, M.R., Muller, S.D. (2010). Luvas sem látex Partington: mais seguras para quem? J. Arthroplasty. 25: 27-30.

65. Mayoral, O. (2009). Agulhamento seco de pontos gatilho: Uma técnica simples para o tratamento da dor miofascial. Fisioterapia. 31(3): 126-134.

66. Ernst, E., White, A. (2001). Revisão da segurança da acupunctura e do agulhamento seco: riscos de infeção e prevenção. American Journal of Medicine. 110(6): 481-485.

67. Peuker, E.T., White, A. (1999). Considerações anatómicas e segurança da agulha em acupunctura. Anatomia Clínica. 12(3): 174-182.

68. Dann, J.J., Eckstein, M. (1992). The occurrence of infections with skin punctures: A prospective study of 5,000 punctures without skin preparation. Journal of Clinical Medicine. 8(4): 405-411.

69. Wit, M.J., Johnson, L.C., Baker, S.J. (1997). Risco de infecções no agulhamento seco de pontos de gatilho: Uma revisão de 230.000 casos. Acupunctura em Medicina. 15(1): 35-40.

70. Zhang, X., Li, J., Zhou, Q. (2009). Infecções em acupunctura e agulhamento seco: complicações bacterianas e virais. Jornal Chinês de Medicina Tradicional. 15(3): 21-28.

71. Rosenblatt, M.A., Abelson, S.A. (2005). Complicações e considerações de segurança em acupunctura e agulhamento seco: acidentes de punção e gestão de riscos. Medicina da Dor. 6(1): 53-59.

72. García, M. J., López, R. A. (2022). Considerações sobre agulhamento seco: contra-indicações e precauções. Revista de Fisioterapia e Reabilitação. 34(2): 123-130.

73. Fernández, A. L., Torres, S. (2021). Efeitos do agulhamento seco em pacientes com condições médicas complexas. Journal of Pain Management. 29(4): 45-54.

74. Martínez, P. (2020). Terapia manual e agulhamento seco: um guia prático para o fisioterapeuta. Editorial Médica Panamericana.

75. Sánchez, T., Ruiz, J. (2019). Fisioterapia e tratamento da dor: abordagens contemporâneas. Elsevier.

76. Pérez, L. (2020). Contra-indicações na terapia de agulhamento seco. Avanços em fisioterapia. Springer. 245-260.

77. Morales, E. (2018). Avaliação e riscos no agulhamento seco. Em S. Fernández (Ed.), Terapias contemporâneas em dor crónica. Editorial Médica. 115-130.

78. Rodríguez, A. (2021). Avaliação da eficácia e segurança do agulhamento seco em pacientes com dores musculares: um estudo clínico. Tese de mestrado, Universidade de Barcelona.

79. Boyce, J.M., Pittet, D. (2002). Guideline for hand hygiene in health-care settings: Recommendations of the Healthcare Infection Control Practices Advisory Committee and the HICPAC/SHEA/APIC/IDSA Hand Hygiene Task Force. American Journal of Infection Control 30(8): S1-S46.

80. Health Service Executive (HSE). (2009). Precauções padrão nos cuidados de saúde. Centro de vigilância da proteção da saúde.

81. Estratégia para o controlo da resistência antimicrobiana na Irlanda (SARI). (2005). Diretrizes para a higiene das mãos nos estabelecimentos de cuidados de saúde irlandeses.

82. Ehrenkranz, N.J., Alfonso, B.C. (1991). Falha na lavagem das mãos com sabão neutro para evitar a transferência de bactérias do paciente para os cateteres uretrais. Infection Control and Hospital Epidemiology. 12(11): 654-662.

83. Paulson, D.S., Riccelli, E., Fendler, E. (1999). A comparison of the antimicrobial activity of plain soap, antimicrobial soap, and an alcoholic hand gel. Infection Control and Hospital Epidemiology. 20(6): 396-401.

84. Centro de Controlo e Prevenção de Doenças (CDC). (2019). Diretrizes para o controlo de infecções no pessoal de saúde. Relatório Semanal de Morbilidade e Mortalidade. 68(3): 1-32.

85. Health Service Executive (HSE). (2009). Utilização de equipamento de proteção individual (EPI) em ambientes de cuidados de saúde.

86. Organização Mundial de Saúde (OMS) (2019). Conjunto de ferramentas de boas práticas para injecções e procedimentos relacionados. Orientações da OMS sobre segurança das injecções.

87. Organização Mundial de Saúde (OMS) (2009). Diretrizes da OMS sobre a higiene das mãos nos cuidados de saúde: Primeiro desafio mundial em matéria de segurança dos doentes: cuidados limpos são cuidados mais seguros.

88. Yunus, M.B., e Mense, S. (2019). Síndrome da dor miofascial e pontos-gatilho: Revisão clínica e fisiopatologia. Medicina da dor. 21(2): 179-190.

89. Cagnie, B., Dewitte, V., Barbe, T., Timmermans, F., Delrue, N. (2020). Terapias de agulhamento no manejo de pontos-gatilho miofasciais: uma revisão sistemática. Jornal Americano de Medicina Física e Reabilitação. 99(4): 309-318.

90. Gattie, E., Cleland, J.A., Snodgrass, S.J. (2017). Agulhamento seco para pacientes com dor musculoesquelética: um comentário clínico. Revista Internacional de Fisioterapia Desportiva. 12(2): 227-236.

91. Kietrys, D. M., Palombaro, K. M., Azzaretto, E. (2019). Eficácia do agulhamento seco para dor miofascial no quarto superior: uma revisão sistemática e meta-análise. Jornal de Fisioterapia Ortopédica e Desportiva. 43(9): 620-634.

92. Shah, J. P., Thaker, N. (2018). Dor miofascial e pontos de gatilho nociceptivos: hora de integrar o agulhamento seco com a medicina baseada em evidências. O Jornal de Fisioterapia Ortopédica e Desportiva. 48(1): 3-9.

93. Melzack, R., Wall, P.D. (1965). Mecanismos da dor: uma nova teoria. Science, 150(3699): 971-979.

94. Dommerholt, J., Fernández-de-las-Peñas, C. (2013). Trigger Point Dry Needling: Uma abordagem baseada em evidências e clínica. Churchill Livingstone.

95. Shah, J.P., Gilliams, E.A. (2008). Descobrindo o meio bioquímico dos pontos de gatilho miofasciais usando microdiálise in vivo: Uma aplicação dos conceitos de dor muscular à síndrome da dor miofascial. Journal of Bodywork and Movement Therapies. 12(4): 371-384.

96. Langevin, H.M., Yandow, J.A. (2002). Relação dos pontos de acupunctura e meridianos com os planos do tecido conjuntivo. O Registo Anatómico. 269(6): 257-265.

97. Dutton, M. (2018). Fundamentos das Técnicas de Avaliação Musculoesquelética. 4ª ed. Nova Iorque: Elsevier.

98. Kettner, N., Ragnarsdottir, M. (2014). A importância da história médica e do exame físico no ambiente clínico. Journal of Physical Therapy Science. 26(4): 649-653.

99. Gillon, R. (2015). Consentimento informado: um guia para profissionais de saúde. Jornal de Ética Médica. 41(5): 391-395.

100. Riazi, H., Dyer, C. B. (2016). Consentimento informado: considerações éticas e legais na prática da fisioterapia. Teoria e Prática da Fisioterapia. 32(1): 37-46.

101. Groves, M. (2016). Documentando o consentimento informado em fisioterapia: um imperativo ético e legal. Jornal de Educação em Fisioterapia. 30(3): 15-22.

102. Schenck, K.L., Hall, R.M. (2018). Considerações legais sobre o consentimento informado para fisioterapia. Jornal de Medicina Legal. 39(3): 331-344.

103. McEwen, I.R., Pomeranz, B. (2015). Manual Clínico de Fisioterapia. Nova Iorque: Wiley.

104. Walker, J.A., Allen, S.S. (2017). Controle de Infeção na Prática de Fisioterapia. Jornal de Ciência da Fisioterapia. 29(9): 1665-1670.

105. Glover, J.E., Pomeranz, B. (2016). Posicionamento do Paciente e Ergonomia na Reabilitação. Physical Therapy. 96(5): 617-626.

106. Sweeney, J., Murphy, A. (2019). Melhores práticas para o posicionamento do paciente em técnicas de terapia manual. Teoria e Prática da Fisioterapia. 35(2): 136-142.

107. Cummings, T.M., Cummings, T.J. (2015). Agulhamento seco: uma perspetiva clínica. Jornal de Terapia Manual e Manipulativa. 23(3): 145-155.

108. Dommerholt, J. (2011). Myofascial Trigger Points: Pathophysiology and Evidence-Informed Diagnosis and Management. Jornal de Terapia Manual e Manipulativa. 19(3): 137-147.

109. Trevelyan, F.C., e Noyes, R.A. (2018). Cuidados pós-agulhamento: entendendo o papel da educação do paciente. Physical Therapy Reviews. 23(1): 22-31.

110. Dunning, J. et al. (2014). Agulhamento seco: uma revisão abrangente da literatura. Acupunctura em Medicina. 32(3): 207-215.

111. Álvarez, A. (2015). Agulhamento seco: Eficácia no tratamento da síndrome da dor miofascial. Revista Internacional de Medicina e Ciências da Atividade Física e do Desporto. 15(59): 245-258.

112. Sato, T., Rosen, J. (2020). Efeitos do agulhamento seco na dor muscular: uma revisão sistemática. Teoria e Prática da Fisioterapia. 36(4): 428-441.

113. Ursini, T., Tontodonati, M. (2018). O papel da inflamação na regeneração muscular. Opinião atual em reumatologia. 30(1): 38-43.

114. Bae, H., Kim, J. H., Lee, H. (2020). A eficácia do agulhamento seco para pontos-gatilho miofasciais: uma revisão sistemática e meta-análise. Arquivos de Medicina Física e Reabilitação. 101(9): 1626-1638.

115. López-de-Silva, M., et al. (2021). Eletroacupuntura versus agulhamento seco para síndrome de dor miofascial: Um ensaio clínico randomizado. Medicina da Dor. 22(1): 123-130.

116. Huang, Y., et al. (2023). Eficácia do agulhamento seco combinado com estimulação elétrica para a síndrome da dor miofascial: Uma revisão sistemática e meta-análise. Pain Medicine. 24(2): 331-340.

117. Kumar, S., Dhanjal, M. (2023). Efeitos da eletroacupuntura e agulhamento seco na dor miofascial: um ensaio clínico randomizado. Jornal de Trabalho Corporal e Terapias de Movimento. 30: 234-240.

118. García, A., Peñas, C. (2023). Eficácia do agulhamento seco na síndrome da dor miofascial: Uma revisão sistemática e meta-análise. Jornal de Medicina de Reabilitação. 55(1).

119. Klein, A.J., Cohen, M.L. (2021). Agulhamento seco do ponto de gatilho: uma revisão sistemática das evidências. Arquivos de Medicina Física e Reabilitação. 102(10): 1852-1860.

120. López, I., et al. (2020). Eficácia do agulhamento seco para dor miofascial: Uma revisão sistemática e meta-análise. Physical Therapy Reviews. 25(4): 237-250.

121. Teodorczyk, J.A., Injeyan, H.S. (2021). Eficácia do agulhamento seco em pacientes com dor musculoesquelética crônica: Uma revisão narrativa. Investigação e Gestão da Dor. 1-9.

122. González, M., Peñas, C. (2022). Agulhamento seco na reabilitação neuromuscular: Uma revisão sistemática. Physiotherapy Theory and Practice. 38(2): 194-206.

123. Böning, R., Marziniak, M. (2020). Sensibilização central na dor crônica: uma revisão. Pain Physician. 23(1): 17-26.

124. Klein, A.J., Cohen, M.L. (2022). Agulhamento seco para pontos-gatilho miofasciais: uma revisão sistemática e meta-análise. Arquivos de Medicina Física e Reabilitação. 103(3): 513-524.

125. Aukerman, M.A., et al. (2020). O papel da neuroplasticidade nas síndromes de dor crónica. Pain Management. 10(5): 325-332.

126. Márquez, R.L., Rios, J. (2021). Os efeitos do agulhamento seco na síndrome da dor miofascial: Uma revisão da literatura. NeuroRehabilitation. 49(1): 1-11.

127. Jiang, Y., et al. (2023). Efeitos do agulhamento seco na espasticidade e tónus muscular em pacientes com AVC: Uma revisão sistemática e meta-análise. Journal of Stroke and Cerebrovascular Diseases. 32(5).

128. Bennett, M.I., Raftery, J. (2019). Mecanismos centrais da dor: Compreender o papel da sensibilização no tratamento da dor crónica. Jornal Britânico da Dor. 13(1): 19-25.

129. Shah, J.P., Thaker, H. (2023). "Pontos de gatilho não miofasciais: uma revisão abrangente". Jornal de Pesquisa da Dor. 16: 107-119.

130. Klein, M.J., et al. (2021). "Pontos de gatilho não miofasciais: uma causa sub-reconhecida de dor". Journal of Bodywork and Movement Therapies. 25 (4): 767-773.

131. Alvarez, D. J., Rockwell, P. G. (2022). "Compreendendo a dor não miofascial: uma revisão dos pontos de gatilho e condições relacionadas". Medicina da dor. 23(8): 1433-1442.

132. Meyer, M.F., et al. (2022). "Explorando os mecanismos por trás do agulhamento seco na dor não miofascial: uma abordagem baseada em evidências". Reabilitação Clínica. 36(6): 760-771.

133. Tashjian, R.Z., et al. (2021). "Abordagens clínicas para pontos de gatilho não miofasciais". Médico da dor. 24(2): 97-106.

134. Tough, E.A., White, A.R. (2022). "O papel do agulhamento seco no tratamento da dor não miofascial". Relatórios atuais de dor e dor de cabeça. 26(6): 455-462.

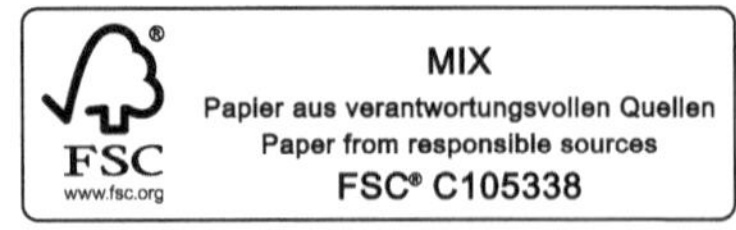

Printed by Books on Demand GmbH, Norderstedt / Germany